T0294980

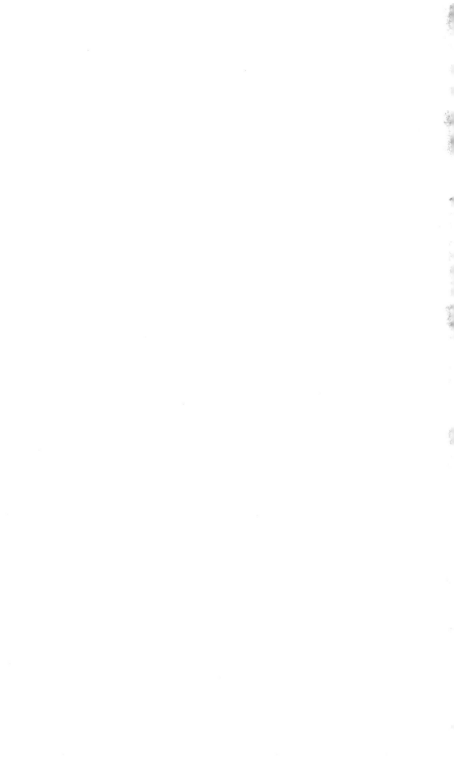

Chögyal Namkhai Norbu

Nacimiento, vida y muerte

Según la medicina tibetana y la enseñanza dzogchén

Traducción del tibetano de Elio Guarisco
Edición inglesa revisada por Nancy Simmons
Traducción al español de Mayda Hocevar
Edición española revisada por Elías Capriles

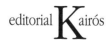

editorial Kairós

Título original: BIRTH, LIFE AND DEATH by Chögyal Namkhai Norbu

© 2008 Shang Shung Institute
  58031 Arcidosso GR - Italy
  e-mail: info@shangshunginstitute.org
  web site: http://www.shangshunginstitute.org
© de la edición en castellano:
  2012 by Editorial Kairós, S.A.
  Numancia 117-121, 08029 Barcelona, España
  www.editorialkairos.com

Fotocomposición: Grafime. 08014 Barcelona
Diseño cubierta: Katrien Van Steen
Impresión y encuadernación: Romanyà-Valls. 08786 Capellades

Primera edición: Septiembre 2012
Segunda edición: Octubre 2018
ISBN: 978-84-9988-184-3
Depósito legal: B 24.103-2012

Este libro ha sido impreso con papel certificado FSC, proviene de fuentes
respetuosas con la sociedad y el medio ambiente y cuenta con los
requisitos necesarios para ser considerado un "libro amigo de los bosques".

Sumario

Nota de la traductora y el supervisor de la versión española

Esta traducción tiene discrepancias importantes con la versión inglesa, que a su vez es la traducción de la versión italiana, de la cual se partió. En su mayoría, las discrepancias en cuestión se deben a defectos de la traducción inglesa que escaparon del agudo ojo de la notable revisora de dicha traducción.

En todo caso, todos los cambios realizados (incluyendo una nueva nota insertada por el supervisor) se hicieron consultando con Elio Guarisco y la versión original tibetana, y en su totalidad fueron aprobados por dicho traductor.

Finalmente, el sistema de transliteración del tibetano usado en cada caso se mantuvo.

Prefacio

Chögyal Namkhai Norbu escribió un texto que en italiano se tituló *Nascere e vivere*[1] (publicado en inglés como *On Birth and Life*), con ocasión del Congreso Internacional de Medicina Tibetana celebrado en Venecia, Italia, en 1983. Tomando este texto como base y motivado por nuevas necesidades, añadió otra sección sobre la muerte y aumentó las dos secciones precedentes, completando la edición revisada en noviembre de 2001 en Tashigar del Norte (Isla de Margarita, Venezuela), una de las sedes de la Comunidad Dzogchén en Suramérica.

En la «Introducción a los principios de la medicina tibetana», el autor presenta los principios básicos de la medicina tradicional tibetana, lo que permite al lector entender algunos de los asuntos que se discuten más adelante. En la Parte II, «Nacimiento», el autor aborda numerosos temas relacionados entre sí, que van desde las causas de la concepción de la vida en el útero hasta el comportamiento que la mujer embarazada debe tener.

1. Título original: *Skye zhing 'tsho la 'chi ba*.

En la Parte III, «Vida», Chögyal Namkhai Norbu comienza con una explicación de las llamadas "tres puertas" del individuo –el cuerpo, la voz y la mente– y explica el modo de vivir con buena salud. Presenta las causas que llevan al desequilibrio de los humores que provocan enfermedades, las propiedades de los alimentos y las bebidas, los varios tipos de conducta que hay que seguir en las diferentes circunstancias, y así sucesivamente. Estos temas, en gran medida tomados de la medicina tradicional tibetana, son presentados de manera accesible pero exhaustiva.

Una vez aclarados los conceptos básicos, en la segunda mitad de esta parte Chögyal Namkhai Norbu resalta la importancia de mantener un flujo continuo de presencia y conciencia en todos los aspectos de la vida. Subraya que este principio fundamental no es sólo una cualidad indispensable para los practicantes de dzogchén, sino que también es la base de una vida feliz y saludable.

El autor enfatiza la necesidad de disminuir el egoísmo y las preocupaciones y de sentirnos satisfechos con lo que nos ha tocado. Luego introduce el sistema dzogchén, distinguiendo entre la mente y su esencia. Explica la naturaleza de la mente, en terminología dzogchén, como «potencialidad primordial autoperfecta».[2] Describe las tres cualidades de dicha naturaleza que, según los textos antiguos de este sistema, son: esencia vacía, naturaleza clara y potencialidad ininterrumpida, usando

2. En tibetano, *gzhi gnas lhun grub kyi thugs rje*.

el ejemplo del espejo y las imágenes que aparecen reflejadas en él.

Introduce el estado de Presencia Instantánea,[3] que es el principio fundamental de la enseñanza dzogchén,[4] y explica que para entrar en este sistema y seguirlo de modo correcto debemos trascender cualquier idea de aceptación o rechazo de nuestra condición personal.

La parte titulada «Muerte» trata de la naturaleza de la muerte y nuestra actitud hacia ella. La mayor parte de la explicación se ocupa de los cuatro tipos de "estados intermedios" o estados bardo: el bardo entre el nacimiento y la muerte, el bardo del

---

3. En tibetano, *rig pa skad cig ma*.
4. Ati Dzogpa Chenpo o dzogchén es la esencia de la enseñanza budista. Sin embargo, el dzogchén no fue enseñado explícitamente por el Buda histórico y su origen se pierde en el remoto pasado. La introducción del dzogchén en nuestra época se atribuye al maestro Garab Dorje (en sánscrito, Prahevajra) cuyo país de origen era Oḍḍiyāna (el noroeste de India).
   El término dzogchén –que significa "total perfección"– indica al mismo tiempo el estado primordial del individuo, nuestra condición de perfección innata, y la enseñanza que nos permite reconocer esta condición. El dzogchén no es una religión ni un sistema filosófico, sino la transmisión del conocimiento del estado primordial del individuo más allá de cualquier identidad racial, religiosa o filosófica. Este conocimiento puede surgir en cualquier individuo, independientemente de que éste siga una religión como el hinduismo, o el cristianismo, etcétera, o de que él o ella sea materialista o no tenga una creencia particular. Ser un practicante de dzogchén no implica cambiar nada en nuestra vida, ni convertirse en "seguidor" de un sistema, ni adherirse a alguna filosofía basada en conceptos limitados. En el dzogchén, la meditación no tiene un objeto particular y no crea construcciones artificiales mediante el esfuerzo mental. El dzogchén no prescribe un comportamiento basado en reglas que observar. En tanto que nos mantengamos en el dualismo, la conciencia del individuo debe gobernar toda acción.

momento de la muerte, el bardo de nuestra condición verdadera, y el bardo de la existencia. Para cada estado intermedio, el autor ofrece las instrucciones esenciales que le permiten a la persona obtener la liberación.

De manera magistral, sabia e ilimitadamente compasiva, este libro nos ayuda a comprender que el principio de presencia y conciencia, que es una base de la enseñanza y práctica del dzogchén tanto para manejar nuestra experiencia dualista como para ir más allá de ella alcanzando la Presencia Instantánea,[5] debe gobernar todas las circunstancias de nuestra vida.

Las Partes II y III del libro, «Nacimiento» y «Vida», fueron traducidas al italiano, hace ya varios años, por Chögyal Namkhai Norbu y Enrico Dell'Angelo y publicadas por Shang Shung Edizioni en italiano como *Nascere e Vivere* y en inglés como *On Birth and Life*. La presente edición revisada y aumentada del texto original tibetano fue traducida al italiano por Elio Guarisco –quien agregó las notas al pie– con la amable ayuda del autor y de Adriano Clemente, y con la colaboración de Fabian Sanders, Igor Legati y Mauricio Mingotti.

---

5. Nota de Elías Capriles: El principio de presencia (en tibetano, *dran pa*) y conciencia (en tibetano, *shes bzhin*), o de presencia de la conciencia (*dran pa dang shes bzhin gyi*), se encuentra dentro de la esfera de la ignorancia y el error (en tibetano, *ma rig pa*) que la enseñanza Dzogchén tiene la función de erradicar, pero tiene una enorme utilidad en tanto que funcionemos dentro de la esfera en cuestión. La Presencia Instantánea (en tibetano, *rig pa*), en la cual no se manifiestan la ignorancia y el error, es el eje de la práctica del Dzogchén, así como aquello en lo que dicha práctica nos permite establecernos. Ella constituye la solución a todos nuestros problemas.

La primera traducción inglesa de *Nacimiento, vida y muerte* fue realizada en su mayor parte por Andrew Lukianowicz y trabajada luego por Elio Guarisco. Esta nueva edición inglesa, basada principalmente en la reciente traducción italiana (2007), fue editada en su forma final por Nancy Simmons.

Queremos agradecer al Instituto Internacional Shang Shung de Estudios Tibetanos, el cual, en la persona de Oliver Leick, ha promovido y patrocinado la traducción de este libro.

ELIO GUARISCO

PARTE I:

Nacimiento, vida y muerte

Introducción a los principios de la medicina tibetana

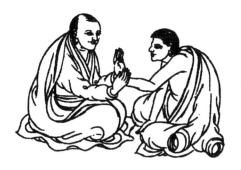

1. La naturaleza de los humores y de los componentes orgánicos del cuerpo

El cuerpo humano es la base o la raíz de la ciencia médica. El cuerpo debe entenderse como un agregado de humores –en tibetano, *duwa*– y componentes –en tibetano, *kham*–. Si aspiramos a obtener un conocimiento completo de la naturaleza básica del cuerpo, es indispensable que examinemos exhaustivamente los humores y los componentes orgánicos: sus naturalezas, tipos, principales características, funciones y condiciones, así como las relaciones recíprocas entre los distintos humores y los distintos componentes orgánicos; cómo, por medio de ellos, se origina y forma el cuerpo humano y, una vez que este último alcanza su pleno desarrollo, continúa viviendo. Necesitamos conocer las condiciones adversas para la vida; las causas primarias y secundarias mediante las cuales surgen estas condiciones, y los métodos para superarlas.

La "naturaleza básica" no es una figura retórica, sino el fundamento de la condición concreta y verdadera de nuestro cuerpo, y en cuanto tal merece que todo ser humano viviente le preste toda su atención. Si conocemos la naturaleza de los humores y componentes orgánicos en sus tres estadios, que son el comienzo, el medio y el final, seremos capaces de comprender la condición de nuestro cuerpo y cómo surgen los diversos factores que le son adversos. Sabiendo esto, seremos capaces de descubrir los métodos que naturalmente nos liberan de los factores adversos y restauran la armonía del cuerpo y la vida.

El término tibetano *duwa* –humores– generalmente significa "una colección"; pero en el contexto médico el término denota una potencia básica que tiene la capacidad específica de crear, mantener y destruir la vida, caracterizada por tres distintas naturalezas y funciones. La colección o coexistencia de ellas en un individuo es lo que se denomina *duwa* o humores.

Los tres humores sustentan la formación, conservación y destrucción del cuerpo humano y, por lo tanto, constituyen las bases de cada individuo, sea hombre o mujer. Estos tres son: el humor Viento, que tiene la cualidad móvil del elemento Aire; el humor Bilis, que tiene la cualidad cálida y abrasadora del elemento Fuego; y el humor Flema, que tiene las cualidades sólidas y estables del elemento Tierra y las cualidades hidratantes y húmedas del elemento Agua.[6]

---

6. El humor Viento en tibetano se llama *rlung*; el humor Bilis se llama *mkhris pa*; el humor Flema se llama *bad kan*.

Los tres elementos –Aire, Fuego y Agua– constituyen la base o el soporte de las funciones de los tres humores. En la explicación de la correlación de los elementos con los humores, por lo general se dice que el humor Viento corresponde al elemento Aire, el humor Bilis al elemento Fuego y el humor Flema al elemento Agua. En la tradición del Mantra Secreto,[7] por medio del poder y la función de los tres elementos, el Fuego, el Aire y el Agua –respectivamente, Ram, Yam y Kham–,[8] se pueden eliminar las máculas y limpiar las impurezas, quemándolas con el Fuego, dispersándolas con el Aire y lavándolas con el Agua. En este contexto específico podemos entender claramente la naturaleza del poder de estos tres elementos.

La mayoría de los textos médicos tibetanos habla de los "humores perturbadores" y de los "componentes orgánicos perturbados" para referirse a "lo que perturba" y a "lo que es perturbado". Desde el momento en que el cuerpo se origina, forma y alcanza su pleno desarrollo, y durante todo el lapso de la vida, los humores en sus tres diferentes potencialidades pueden ser factores que, junto con diversas circunstancias adversas accidentales, perturben el organismo. Más aún, también poseen la capacidad específica de servir como causas secundarias para

---

7. Mantra Secreto –en sánscrito, *Guhyamantra*; en tibetano, *gsang sngags*– es un sinónimo de Vajrayāna o tantrismo.
8. En el tantrismo, las letras Ram, Yam y Kham, que respectivamente representan el fuego, el aire y el agua, se visualizan y recitan a fin de purificar, por ejemplo, las sustancias que se ofrecen en los varios ritos.

la destrucción total del cuerpo. En consecuencia, este aspecto particular de su capacidad se denomina "lo que perturba". Debemos comprender, sin embargo, que esta definición no implica que, en su naturaleza inalterada, los humores siempre perturben el cuerpo.

Tipos de humores

Existen tres humores diferentes con diversas naturalezas y potencialidades: Viento, Bilis y Flema. Cada uno de ellos tiene varias subdivisiones, características principales y ubicaciones en el cuerpo.

Cinco tipos de Viento

El humor Viento tiene cinco aspectos o tipos diferentes, que son:

- El Viento que sostiene la vida.
- El Viento ascendente.
- El Viento todoabarcador.
- El Viento que acompaña al fuego.
- El Viento que expulsa hacia abajo.

Cinco tipos de Bilis

El humor Bilis tiene cinco aspectos o tipos distintos, que son:

- La Bilis digestiva.
- La Bilis que transforma el color.
- La Bilis acometedora.
- La Bilis que actúa sobre la visión.
- La Bilis que incrementa el brillo corporal.

Cinco tipos de Flema

El humor Flema tiene cinco aspectos o tipos distintos, que son:

- La Flema sostenedora.
- La Flema amalgamadora.
- La Flema del saborear.
- La Flema que satisface.
- La Flema que conecta.

Las seis características principales del humor Viento

Las principales características del humor Viento consisten en seis cualidades, que son:

1. Tosca.
2. Liviana.
3. Móvil.
4. Sutil.
5. Fría.
6. Dura.

- *Tosca* significa que su naturaleza es áspera. Se refiere, por ejemplo, a la lengua y piel ásperas y a la [ocurrencia de una] sensación de irritación en la piel incluso cuando roza una tela suave.
- *Liviana* significa que su naturaleza se caracteriza por ser ligera, y también alude a la liviandad en el contexto terapéutico. Se refiere, por ejemplo, a la liviandad física y mental y a la mejoría de una enfermedad por medio de un simple masaje o inhalaciones de humo.[9]
- *Móvil* indica la propensión a cambiar y no permanecer en un solo lugar. Se refiere, por ejemplo, a la agitación mental, al impulso ansioso a moverse, a grandes variaciones de la enfermedad, a dolores e inflamaciones cambiantes, a continuos y drásticos cambios de síntomas, y al carácter inestable del pulso.

---

9. En tibetano *dri gsur* generalmente significa el humo [producido por] la quema de cebada tostada que al inhalarse alivia las perturbaciones del humor Viento.

- *Sutil* se refiere, por ejemplo, al erizarse del vello corporal y de la piel causado por la entrada de Viento a través de los poros de la piel, a una sensación de irritación debajo de las uñas y entre los dientes y al entumecimiento y el hormigueo en todo el cuerpo.

- *Fría* significa no sólo frescura sino también el tener por naturaleza ausencia de calor. Se refiere, por ejemplo, a los escalofríos y al desear lugares cálidos y comidas y bebidas calientes.

- *Dura* no sólo significa dureza sino también dificultad para madurar. Se refiere, por ejemplo, a inflamaciones que, en cuanto son duras, difícilmente se transforman en pus; a fiebres que no bajan fácilmente, y a la incapacidad, causada por la dureza del abdomen, de hacer pasar fácilmente las heces.

Las siete características principales del humor Bilis

Las principales características del humor Bilis consisten en siete cualidades, que son:

1. Caliente.
2. Aguda.
3. Liviana.
4. Maloliente.
5. Purgativa.

6. Húmeda.

7. Aceitosa o grasienta.

- *Caliente* significa que su naturaleza es como la del agua hirviendo y, por lo tanto, capaz de "quemar" el sistema corporal. Se refiere, por ejemplo, al malestar físico provocado por el calor y al deseo de comidas frías y de "comportamiento frío".[10]

- *Aguda* indica la rapidez de sus funciones. Se refiere, por ejemplo, a una fiebre que baja fácilmente, a una hinchazón que enseguida se vuelve pus, el rápido progreso de una enfermedad que de repente puede poner en peligro la vida.

- *Liviana* no se refiere tanto al peso como a lo "ligero" en el contexto terapéutico. Por ejemplo, una fiebre alta no asociada a otras perturbaciones de los humores, que puede bajarse fácilmente con los cuatro remedios fríos.[11]

- *Maloliente* se refiere al mal olor; por ejemplo, de cosas tales como el sudor, el aliento, la orina, las heces o una enfermedad.

- *Purgativa* se refiere a condiciones tales como el vaciado intestinal cuando se está flojo de vientre. El signo de esta

---

10. Preferencia por lugares frescos, ropas ligeras, etcétera.

11. Los cuatro remedios fríos (*chu bzhi*), literalmente "cuatro aguas": una dieta de naturaleza fría (como comidas ligeras y no nutritivas), comportamiento de características frías (por ejemplo permanecer en un lugar frío), medicinas de naturaleza fría (como el alcanfor) y terapias externas de naturaleza fría (como las sangrías).

condición es la diarrea causada por un régimen o dieta inapropiados, incluso parcialmente.

- *Húmeda* significa "no seco" y, por lo tanto, de naturaleza mojada. Se refiere, por ejemplo, a heces y a mocos líquidos.
- *Aceitosa* no significa tanto que su naturaleza sea aceitosa como a que su aspecto externo es aceitoso. Se refiere, por ejemplo, a la grasa de la cara o de los poros de la piel.

Las siete características principales del humor Flema

Las principales características del humor Flema consisten en siete cualidades, que son:

1. Fría.
2. Pesada.
3. Inerte.
4. Aceitosa.
5. Delicada.
6. Estable.
7. Viscosa.

- *Fría* significa no sólo falta de calor sino también frío intenso. Se refiere, por ejemplo, a la falta de calor corporal y a un deseo cada vez más intenso de comportamientos cálidos y una dieta caliente.

- *Pesada* significa "pesadez", también en el contexto tera-péutico –lo cual se debe a la naturaleza pesada de las sus-tancias flemáticas–. Se refiere, por ejemplo, a la respuesta lenta a los remedios durante la enfermedad. También se refiere a la pesadez mental y física y a la dificultad de superar una enfermedad una vez que se ha desarrollado.

- *Inerte* designa la incapacidad de entrar en cavidades pequeñas. Se refiere, por ejemplo, a la incapacidad de penetrar los poros de la piel, a la lenta progresión de una enfermedad y a su lentitud para volverse letal.

- *Aceitosa* indica que las sustancias que componen la Flema tienen una naturaleza aceitosa. Se refiere, por ejemplo, al aspecto aceitoso de las heces en la diarrea, del vómito y de otras secreciones.

- *Delicada* se refiere a la naturaleza blanda de la Flema. Se refiere, por ejemplo, a una lengua suave, una piel lisa o una enfermedad leve con poco dolor.

- *Estable* significa que no está sujeto a cambios. Se refiere a cualquier cosa que puede ser estable, por ejemplo, a un dolor continuo, o a una inflamación, un tumor o una enfermedad persistentes.

- *Viscosa* significa que la naturaleza de sus sustancias es pegajosa y adherente. Se refiere, por ejemplo, a la materia viscosa que sale en la diarrea, el vómito, la saliva y el moco.

Las principales características de los humores y componentes orgánicos

Viento	Bilis	Flema
Tosco	Caliente	Frío
Liviano	Agudo	Pesado
Móvil	Liviano	Inerte
Sutil	Maloliente	Aceitoso
Frío	Purgativo	Delicado
Duro	Húmedo	Estable
	Aceitoso o Grasiento	Viscoso

Para mantener los humores y los componentes orgánicos de nuestro cuerpo siempre en condiciones óptimas, debemos remediar cualquier perturbación que surja equilibrándola con las principales características de los tres humores, la potencialidad y los sabores de la comida, o la potencialidad del comportamiento, las medicinas y las terapias externas. Es, pues, muy importante, en todas las circunstancias de la vida diaria, tener una comprensión cabal de los sabores, las potencialidades y las propiedades de los alimentos que ingerimos. Esto nos permitirá, de acuerdo con nuestra propia experiencia, distinguir con precisión entre lo que es beneficioso y lo que es perjudicial, permitiéndonos así mejorar constantemente la calidad de nuestra vida.

Ubicaciones generales del humor Viento

Las ubicaciones del humor Viento están principalmente en los nervios, el corazón y los huesos.

Ubicaciones específicas del humor Viento

- *El Viento que sostiene la vida* está ubicado principalmente en la cabeza o el cerebro.
- *El Viento ascendente* se encuentra principalmente en el tórax.
- *El Viento todoabarcador* se encuentra principalmente en el corazón.
- *El Viento que acompaña al fuego* se encuentra principalmente en el tracto digestivo.
- *El Viento que expulsa hacia abajo* se encuentra principalmente en la región anal.

Ubicaciones generales del humor Bilis

Las ubicaciones del humor Bilis son principalmente el tracto digestivo, el hígado, la vesícula biliar y la sangre.

Ubicaciones específicas del humor Bilis

- *La Bilis digestiva* se encuentra principalmente en el área entre el estómago, donde la comida aún no ha sido asimilada, y el intestino grueso, donde la comida ya ha sido asimilada.

- *La Bilis que transforma el color* se encuentra principalmente en el hígado.
- *La Bilis que acomete* se encuentra principalmente en el corazón.
- *La Bilis que actúa sobre la visión* se encuentra principalmente en los ojos.
- *La Bilis que incrementa el brillo corporal* se encuentra principalmente en la piel.

Ubicaciones generales del humor Flema

Las ubicaciones del humor Flema son principalmente las glándulas salivales, el bazo, el páncreas, el estómago, los riñones y la vesícula.

Ubicaciones específicas del humor Flema

- *La Flema sostenedora* se encuentra principalmente en el pecho.
- *La Flema amalgamadora* se encuentra principalmente en el estómago.
- *La Flema del saborear* se encuentra principalmente en la lengua.

- *La Flema que satisface* se encuentra principalmente en la cabeza.
- *La Flema que conecta* se encuentra principalmente en las articulaciones.

Funciones generales del humor Viento

Las principales funciones del humor Viento son las de gobernar las percepciones de los cinco sentidos –como por ejemplo la visión–, el surgir de la presencia y la conciencia, los movimientos del cuerpo y las extremidades, la espiración y la inspiración, la deglución de comidas y bebidas, el portar la esencia nutritiva al cuerpo a través de la circulación de la sangre, el producir la fuerza que abre o cierra los esfínteres que retienen o expelen las heces y la orina, y así sucesivamente.

Funciones específicas del humor Viento

- *El Viento que sostiene la vida* circula a través de la garganta, el pecho y los nervios y gobierna la deglución, la espiración y la inspiración, el estornudar y el eructar. Mantiene clara la percepción de los ojos y otros órganos sensoriales y sostiene las funciones cerebrales.
- *El Viento ascendente* circula a través de los nervios de la nariz, lengua y glotis, gobierna el habla, fortalece el vigor

corporal, mejora la apariencia y la energía y favorece la presencia y la conciencia.

- *El Viento todoabarcador* distribuye las esencias vitales por medio de la circulación de la sangre. Además, permea todo el sistema nervioso, gobierna el estiramiento y la flexión de brazos y piernas y la mayor parte de los otros movimientos físicos, tales como la apertura y cierre de los orificios.
- *El Viento que acompaña al fuego* circula a través de los nervios de los intestinos, hace posible la digestión de comidas y bebidas, separa el quilo del desecho y madura los componentes orgánicos del cuerpo.
- *El Viento que expulsa hacia abajo* circula a través de los nervios del intestino grueso, de la flexura sigmoidea, de la vesícula, los ovarios y vesículas seminales, y gobierna la descarga o retención de semen, el fluido menstrual, las heces y la orina.

Funciones generales del humor Bilis

Las principales funciones del humor Bilis consisten en producir el brillo y el calor del cuerpo –como, por ejemplo, el calor digestivo–, conservar la temperatura corporal normal estimulándolo a uno a comer y beber por medio del hambre y la sed, favorecer la digestión de alimentos y bebidas, transformar los nutrientes en la sustancia de los componentes orgánicos del cuerpo, infundir coraje, y así sucesivamente.

Funciones específicas del humor Bilis

- *La Bilis digestiva* regula la digestión de alimentos y bebidas y facilita la separación de los nutrientes de los desechos. Además, genera el calor corporal normal en todos sus aspectos al tiempo que incrementa la fuerza de los otros cuatro tipos de humor Bilis, como por ejemplo la Bilis que transforma el color.
- *La Bilis que transforma el color* mediante el procesamiento de los nutrientes crea el color específico de cada uno de los componentes orgánicos, como el color rojo de la sangre y el color amarillo del fluido biliar.
- *La Bilis que acomete* genera orgullo e inteligencia y nos urge a alcanzar nuestros objetivos.
- *La Bilis que actúa sobre la visión* nos capacita para ver formas y colores.
- *La Bilis que incrementa el brillo corporal* tiene el poder de dar lustre a la piel y a todos los componentes orgánicos.

Funciones generales del humor Flema

Las principales funciones del humor Flema son: producir los aspectos húmedos y líquidos del cuerpo tales como la saliva, los jugos gástricos, y así sucesivamente, preservando estos aspectos húmedos y líquidos; mezclar y digerir la comida; incrementar y hacer flexible la masa corporal, y conferir estabilidad a la mente e inducir el sueño.

Funciones específicas del humor Flema

- *La Flema sostenedora* incrementa la fuerza de los otros cuatro tipos de Flema, como la Flema amalgamadora. En particular, por medio de las respectivas glándulas, estimula la producción de todos los fluidos corporales tales como la saliva y los jugos gástricos.
- *La Flema amalgamadora* descompone y amalgama finamente los distintos tipos de comida.
- *La Flema del saborear* nos capacita para discernir claramente los distintos sabores: dulce, agrio, salado, y así sucesivamente.
- *La Flema que satisface* satisface el sentido de la vista y los otros sentidos.
- *La Flema que conecta* produce el fluido sinovial en las articulaciones, facilitando el estiramiento y flexión de las extremidades.

Tipos, ubicaciones y funciones de los humores

V I E N T O	**Tipo**	Que sostiene la vida	Ascendente	Abarcador	Que acompaña el fuego	Que expulsa hacia abajo
	Ubicación	Coronilla de la cabeza y cerebro	Pecho	Corazón	Tracto digestivo	Área anal
	Funciones	Deglución, respiración, percepción	El habla, la fuerza del cuerpo, la energía, la claridad de la memoria	Circulación de la sangre, distribución de los nutrientes	Digestión, separación de los nutrientes de los desechos, maduración de los componentes orgánicos	Expulsión o retención de las secreciones
B I L I S	**Tipo**	Digestiva	Que transforma el color	Que acomete	Que actúa sobre la visión	Que incrementa el brillo corporal
	Ubicación	Entre el estómago y el colon	Hígado	Corazón	Ojos	Piel
	Funciones	Digiere alimentos y bebidas	Da color a los componentes orgánicos	Urge a obtener las propias metas	Permite la percepción de formas y colores	Incrementa el brillo de la piel y del cutis
F L E M A	**Tipo**	Sostenedor	Amalgamador	Que saborea	Que satisface	Que conecta
	Ubicación	Pecho	Estómago	Lengua	Cabeza	Articulaciones
	Funciones	Sostiene otros tipos de Flema, produce fluidos	Amalgama la comida	Permite discernir los diferentes sabores	Satisface los sentidos	Gobierna el estiramiento y la flexión de las extremidades

Componentes orgánicos

El término "componentes orgánicos", en tibetano *kham*, se refiere a los siete constituyentes del cuerpo que son:

1. Los nutrientes o el quilo.
2. La sangre.
3. La carne.
4. La grasa.
5. Los huesos.
6. La médula.
7. Los fluidos reproductivos o esencias vitales.

Las funciones de los componentes orgánicos

Las funciones de los siete constituyentes corporales son:

- *Los nutrientes o quilo* ayudan al crecimiento de los otros constituyentes corporales y, en particular, son la fuente fundamental de producción de sangre.
- *La sangre* produce las partes húmedas y líquidas de todo el organismo y, en particular, nutre la fuerza de la vida y hace posible el desarrollo del vigor físico.
- *La carne* cubre el cuerpo externamente, por dentro y en el medio, como arcilla, y en particular es la base fundamental de los órganos sólidos y huecos.

- *La grasa* confiere una cualidad aceitosa a la mayor parte del cuerpo.
- *Los huesos* sostienen el cuerpo, mantienen su forma y, en particular, protegen a los órganos de los sentidos.
- *La médula* favorece el crecimiento de la esencia del cuerpo y de la esencia vital.[12]
- *La esencia vital* promueve el brillo y la salud del cuerpo y, en particular, asegura la fertilidad.

La relación entre los humores y los componentes orgánicos

El cuerpo que tenemos ahora es el resultado de la conjunción de los humores y los componentes orgánicos. Sus condiciones, relaciones y funciones dependen de la manera en que se formaron originalmente.

La relación entre los humores y los componentes orgánicos es tan estrecha que el cuerpo continúa viviendo gracias a su apoyo, dependencia y estimulación mutuas, y regulación recíproca, mientras que en el caso de su mutua perturbación y oposición, el cuerpo perece.

En cualquier caso, la causa original de los humores surge en la formación inicial del cuerpo humano cuando la pura realidad

---

12. Esencia vital (*khu ba*), lit. "jugo": las esencias vitales que dan vida y brillo al cuerpo y a los fluidos generativos: el esperma y el óvulo.

de la vacuidad, es decir, la esencia cuya naturaleza es claridad y que se manifiesta de formas diversas, contaminada por la impureza del dualismo, aparece bajo el aspecto de las tres emociones del apego, la ira y la ignorancia. De estas emociones nacen los humores del Viento, la Bilis y la Flema, mientras que la unión del esperma del padre y el óvulo de la madre, que son las causas sustanciales de los humores, hace posible la concepción de la vida en el útero. Así es como los humores comienzan a existir y la concepción se produce.

PARTE II:

Nacimiento

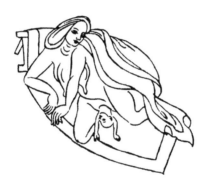

2. Las causas de la concepción

La principal causa de la concepción de un ser en el útero es la conjunción del esperma del padre con el óvulo de la madre. Estos dos factores, con la contribución de las causas secundarias constituidas por la presencia de las energías sutiles de los elementos, pueden convertirse en la base para la concepción de un ser en el útero.

Es necesario que el esperma del macho y el óvulo de la hembra, las principales causas de la concepción, estén libres de cualquier defecto y sean aptas como causas efectivas para la concepción.

Si el esperma y el óvulo son defectuosos debido al humor Viento, el esperma y la sangre menstrual son de color oscuro y ásperos al tacto. Si el defecto se debe al humor Bilis son de color amarillo y malolientes. Si el defecto se debe al humor Flema, su color es gris y son fríos al tacto y de consistencia viscosa. Estos tipos de esperma y óvulo no son simientes adecuadas para la concepción.

Cuando el esperma y el huevo están libres de defectos, el esperma es blanco, de naturaleza pesada y abundante, y la sangre menstrual es de color bermellón, clara y homogénea.

Estos tipos de esperma y óvulo son simientes adecuadas para la concepción.

Si las energías de los cinco elementos, que son las causas secundarias contribuyentes, no están todas presentes, el esperma y el óvulo, aunque estén libres de defectos, no tienen fuerza suficiente para la concepción. Por ejemplo, si la naturaleza de la energía del elemento Tierra está ausente, entonces la causa para la consistencia sólida del embrión, proporcionada por el elemento Tierra, no existirá. Del mismo modo, si la naturaleza de la energía del Agua falta, el esperma y el óvulo no pueden fundirse en una única masa. Si la naturaleza de la energía del Fuego falta, el esperma y el óvulo no pueden madurar. Si la naturaleza de la energía del Aire falta, el embrión no se puede desarrollar. Si la naturaleza de la energía del Espacio falta, el embrión no puede aumentar de tamaño.

El período fértil

Hasta la edad de trece o catorce años, el cuerpo femenino está en el estadio de desarrollo y, puesto que el proceso de nutrición y crecimiento de los componentes orgánicos está en curso, el óvulo no tiene posibilidad de formarse. Después de los cincuenta años, con la decadencia física las causas que producen el óvulo gradualmente dejan de funcionar, y la mujer ya no puede menstruar. También durante la lactancia muchas mujeres no menstrúan.

En la mujer que no pertenece a estas dos categorías, el óvulo, derivado de los componentes orgánicos del cuerpo, se forma en el útero todos los meses. Por medio de la función del Viento que expulsa hacia abajo, el óvulo desciende cada mes hasta la entrada del útero y luego sale con la menstruación, la cual dura entre tres y siete días. Algunas mujeres, debido a circunstancias secundarias tales como debilidad física, fatiga ocasional o cambios relacionados con su estado mental o el ambiente social, experimentan un período menstrual irregular y una cantidad variable de la descarga menstrual.

En el período menstrual, el útero se abre y permanece así por doce días; en consecuencia, durante este tiempo, incluso si se tienen relaciones sexuales, la fertilización es altamente improbable y las relaciones sexuales son potencialmente dañinas para la salud. El principal período de la fertilidad comienza nueve días después del final de la descarga menstrual y dura un período de doce días; después de este tiempo, el útero ya no está receptivo y, por esta razón, la fertilización usualmente no suele producirse.

Los signos del embarazo

El comienzo del embarazo está marcado por signos claros: repentinamente el cuerpo se siente cansado y pesado, los latidos del corazón se aceleran, la menstruación se detiene, y así sucesivamente. Después de treinta o cuarenta días, la mujer embarazada siente náuseas acompañadas de ataques de vómitos. La salivación de la mujer se hace más abundante, ella desea comidas y bebidas ácidas, le gustan ciertos tipos de alimentos y le disgustan las comidas grasosas. Se siente pesada, no desea moverse y se siente somnolienta. Sus senos se agrandan, sus pezones se oscurecen, sus secreciones vaginales aumentan y su pulso se acelera. Estos signos indican con certeza que la mujer está embarazada.

La formación del feto en el útero

Después de la unión del óvulo con el espermatozoide se forman los canales que constituyen la base del cuerpo en su estadio inicial. En tibetano, los canales se conocen como *tsa* o "raíz" porque son la raíz de la formación, la existencia y la disolución del cuerpo.

Estos canales, gobernados por la potencia de los elementos, son de dos tipos: visibles e invisibles. Como resultado de la función de estos dos tipos de canales, el cuerpo del feto comienza a formarse; también debido a ellos, el cuerpo permanece vivo y, finalmente, una vez más por medio de ellos, muere.

En la clase de los canales invisibles, el primero en aparecer es el canal del ombligo, a partir del cual se produce el canal de la fuerza de la vida. Al llegar a la cabeza, la parte superior del canal de la fuerza de la vida[13] forma el cerebro y otro canal, denominado *sumdori* (*sum* significa "tres", *do* "puntos" y *ri* "configuración"), causa la percepción de los objetos de los cinco órganos de los sentidos. Este canal, junto a sus canales menores, realiza las funciones de percibir la forma, el sonido, el olor y el gusto. El ofuscamiento, pasión que produce el humor Flema, viene a residir en el cerebro; por esta razón la Flema reposa en la parte superior del cuerpo.

El hígado, que es la base para la producción de la sangre, se forma a partir de la parte media del canal de la fuerza de la vida. En la sangre reside la ira, emoción que produce el humor Bilis. Por esta razón la Bilis reposa en la parte media del cuerpo.

De la parte inferior del canal de la fuerza de la vida se forman los órganos genitales, en donde reside el apego, emoción que es la causa de la producción del humor Viento. Por esta razón el Viento reposa en la parte inferior del cuerpo. También se forman los ocho canales principales ocultos que conectan los órganos sólidos y huecos al canal de la fuerza de la vida. Desde la perspectiva de un cuerpo humano plenamente formado estos canales son:

1. El canal central, el más grande de los tres canales que se ramifican desde el canal de la fuerza de la vida a la altura de la segunda vértebra dorsal, se conecta con el corazón.

13. El canal de la vida (*srog rtsa*) en la medicina tibetana se refiere principalmente a la vena cava y a la aorta.

2-3. Los otros dos canales –las ramas derecha e izquierda– se conectan con los pulmones.

4. Un canal que conecta el canal de la fuerza de la vida con el hígado a la altura de la séptima vértebra dorsal.

5. Un canal más pequeño que se conecta con el bazo a la altura de la undécima vértebra.

6. Un canal que se conecta con las vesículas seminales o los ovarios a la altura de la primera vértebra lumbar.

7-8. Dos canales que se conectan respectivamente con los riñones derecho e izquierdo, a la altura de la segunda vértebra lumbar.

Ninguno de estos canales es visible externamente y, por lo tanto, se denominan "canales principales ocultos".

También se forman los trece canales (o nervios) ocultos llamados "trece hilos de seda",[14] que desde la columna vertebral se conectan con los órganos sólidos y huecos. Desde la perspectiva de un cuerpo humano plenamente formado, estos canales son:

- Los cuatro canales del Viento conectados con el corazón y el intestino delgado.
- Los cuatro canales de la Bilis conectados con el diafragma, los pulmones y el intestino grueso.
- Los cuatro canales de la Flema conectados con el estómago, el bazo, los riñones y la vejiga urinaria.

---

14. En tibetano, *dar gyi dpyang thag bcu gsum.*

- Y, finalmente, un canal, combinación de Viento, Bilis y Flema, conectado con las vesículas seminales o los ovarios.

Estos canales tampoco son visibles externamente y, por lo tanto, se denominan "ocultos". Los canales visibles externamente son los vasos sanguíneos, también llamados vasos negros, que comprenden venas y arterias, los conductos linfáticos, y los nervios que se ramifican desde el cerebro y la médula espinal. En estos canales también circula el Viento interno. Estos canales tienen la capacidad de regular tanto los humores como los componentes orgánicos. En particular, los ocho canales principales ocultos conectados al canal de la fuerza de la vida y los trece canales ocultos "hilos de seda" conectados a la médula espinal regulan los humores y los componentes orgánicos, y así sucesivamente, y sirven como la causa principal para la preservación o decadencia del cuerpo del individuo. Más aún, los canales externamente visibles están unidos a la mayoría de los otros canales del cuerpo y los controlan. Todos estos canales principales se desarrollan de un modo gradual.

Funciones de los elementos en el feto

En el esperma y el óvulo están concentradas las energías más sutiles de los elementos, las denominadas condiciones concurrentes, por medio de las cuales la potencia del esperma paterno produce principalmente los huesos, el cerebro y la médula espinal, mientras que la potencia del óvulo materno produce principalmente la sangre, la carne y los órganos sólidos y huecos del feto.

Los diversos componentes del cuerpo crecen gracias a la acción de los elementos en los modos siguientes:

Por medio de las cualidades de la Tierra crecen las partes más sólidas del cuerpo, tales como la carne y los huesos y en particular el órgano olfativo, la nariz. Por medio de las cualidades del Agua se incrementan los fluidos del cuerpo –tales como la sangre–, y en particular se desarrolla el órgano gustativo, la lengua. Por medio de las cualidades del Fuego se desarrollan el calor corporal, el color y el aspecto claro del cuerpo, y en particular el órgano visual, los ojos. Por medio de las cualidades del Aire se desarrollan la respiración (inspiración y espiración) y los aspectos internos del Aire y, en particular, el sentido táctil del cuerpo en su totalidad. Por medio de las cualidades del Espacio crecen las cavidades internas y los orificios externos y, en particular, el órgano que percibe el sonido, el oído.

Causas secundarias del género del feto

Los textos médicos tibetanos sostienen que si predomina el esperma paterno, el género del feto será masculino, y si predomina el óvulo, será femenino. Este principio parece idéntico al que se expresa en otros textos relacionados en donde se dice que nacerá un hijo varón si durante la relación sexual el hombre expresa mayor pasión, mientras que nacerá una hija si es la mujer quien siente más pasión. Más aún, algunos Tantras añaden que la determinación del género del feto también depende de coincidencias externas. Por ejemplo, si la relación sexual ocurre durante la luna creciente hay mayor probabilidad de concebir un niño varón; si ocurre durante la luna menguante es más probable que se conciba una niña.

Los Tantras también explican que –en términos del mes lunar–[15] si la relación sexual ocurre en un día impar como el primero, el tercero, el quinto, y así sucesivamente, existe mayor probabilidad de concebir un niño varón; si ocurre en un día par como el segundo, el cuarto, el sexto, y así sucesivamente, es más probable que se conciba una niña.

Clasificación de los días lunares

Luna creciente	Días impares	1, 3, 5, 7, 9, 11, 13, 15
	Días pares	2, 4, 6, 8, 10, 12, 14
Luna menguante	Días impares	17, 19, 21, 23, 25, 27, 29
	Días pares	16, 18, 20, 22, 24, 26, 28, 30

15. El mes lunar se compone de treinta días. La luna llena es el día 15; la luna nueva el 30; el primer día del mes es el que sigue después de la luna nueva, y así sucesivamente.

Algunos sistemas de la Astrología de los elementos[16] explican claramente que los aspectos masculinos o femeninos del
elemento del año, el elemento de la capacidad asociado con
el mes, las doce casas y también el día[17] pueden influenciar
decisivamente el género del feto.

Algunas enseñanzas tántricas incluyen instrucciones secretas que explican cómo, por medio del control yóguico de las
energías internas,[18] se puede seleccionar el sexo del ser en el
útero, haciendo que sea varón o hembra. No hace falta decir que
en cualquier caso el género del niño que va a nacer depende de
muchos factores tanto internos como externos.

16. Astrología de los elementos (*'byung rtsis*) es uno de los dos sistemas de la
    astrología tibetana, siendo el otro la astrología basada en los cuerpos celes-
    tes (*skar rtsis*).
17. Las astrologías tibetana y china se basan en un ciclo de doce años en el
    que cada año se asocia con un animal (Rata, Buey, Tigre, Liebre, etcétera)
    combinado con uno de los cinco elementos (Madera, Fuego, Tierra, Metal,
    Agua). Cada elemento se repite dos años sucesivos. En el primer año, el
    elemento se encuentra en su aspecto masculino y en el segundo año, en su
    aspecto femenino. El elemento de la Capacidad (*dbang khams*) es el ele-
    mento asociado con la Capacidad (*dbang thang*) del individuo. Un bebé
    recién nacido tiene su primer contacto con el mundo externo por medio de
    luces, sonidos, sabores, olores y sensaciones táctiles, todas las cuales son
    experiencias de los cinco sentidos. Las condiciones que prevalecen en ese
    momento determinan la Capacidad del individuo.
18. En sánscrito, *prāṇa*

Los estadios del desarrollo intrauterino

Dependiendo de la interacción entre el esperma, el óvulo y el poder de los elementos, el feto crece gradualmente, pasando a través de tres estadios denominados el *pez*, la *tortuga* y el *cerdo*.

El estadio del pez

Después de la concepción, por medio del poder de los elementos, el embrión gradualmente se desarrolla y crece. En la descripción que los Tantras ofrecen de este proceso, el núcleo inicial del cuerpo se mantiene unido gracias al elemento Aire. Comenzando desde la noche que sigue a las veinticuatro horas después de la concepción, el esperma y el óvulo se encierran en una única "envoltura" externa –aunque dentro de ella todavía no se han unido y se mantienen como guisantes en una vaina compuesta de dos mitades separadas–. Esta envoltura protege el Aire y la mente del niño que va a nacer, los cuales, debido a la jaula de los cuatro elementos que los contienen, no pueden separarse del esperma y el óvulo.

Desde ese momento hasta el cuarto día, por medio de las funciones de los elementos individuales, el Aire y la mente del niño que va a nacer sufren un proceso de fusión, calentamiento y expansión. Al final de este proceso, "la vida" se forma y estabiliza asemejándose a los hilos que sostienen una telaraña, que sirve como la base de todos los estadios de crecimiento y declive. Los textos médicos tibetanos también explican que cuando este hilo vital permanece recto, la vida será larga; si se tuerce a la derecha o a la izquierda, la vida encontrará obstáculos, y si se inclina hacia abajo, la vida será corta.

En el quinto día, el elemento Agua mantiene unido el embrión y trabaja para su crecimiento. En el sexto día, los elementos Fuego y Aire se reúnen y pueden trabajar bien sea para el desarrollo o para la destrucción del embrión. De este modo, durante seis días la función natural de cada elemento sostiene la formación del feto.

Entonces, gradualmente, cada dos días se unen dos elementos a la vez, preservando así el núcleo del cuerpo. Es decir, dos elementos, uno masculino y otro femenino, se unen y así hacen posible el desarrollo de los varios componentes del cuerpo del feto. De este modo, el embrión se desarrolla gradualmente por el poder de la naturaleza de los elementos, y, alrededor de nueve semanas y cuatro días después de la concepción, gracias a la fuerza del elemento Aire, el feto comienza a moverse y a estirar sus extremidades. De ese momento en adelante, el feto será capaz de continuar su crecimiento gracias al suministro de sustancias nutritivas proporcionadas por la sangre y la carne de la madre. En resumen, durante las primeras cuatro semanas se forman los fundamentos del cuerpo del feto; luego durante otras nueve semanas se forman las bases de las partes internas del cuerpo del feto. Durante estas semanas, el cuerpo del feto se desarrolla en su longitud y, en consecuencia, su forma se asemeja en cierta medida a la de un pez. Ésta es la razón por la cual se emplea la denominación "estadio del pez".

El estadio de la tortuga

Tres meses después de la concepción, el abdomen de la madre empieza a hincharse y al presionar sobre el hueso púbico es posible sentir el útero. La mujer embarazada siente como si una carnosidad se hubiera formado en su abdomen. Alrededor del quinto mes, el fondo del útero llega aproximadamente a un dedo debajo del ombligo. Durante estos meses, en la masa informe del feto aparecen gradualmente los orificios y se forman las cuatro extremidades; en consecuencia, la forma del feto se asemeja en cierta medida a la de una tortuga. Ésta es la razón por la cual se usa la denominación "estadio de la tortuga".

El estadio del cerdo

Alrededor de seis meses después de la concepción, el fondo del útero llega aproximadamente a un dedo por encima del ombligo, y mes tras mes sigue subiendo. En el noveno mes, el útero llega hasta dos dedos bajo la punta del esternón; cuando se aproxima el parto, vuelve a descender hasta uno o dos dedos y se ensancha en cierta medida. Durante estos meses, el cuerpo del feto llega a madurar completamente y el pelo de la cabeza a crecer; en consecuencia, su forma se asemeja en cierta medida a la de un cerdo. Ésta es la razón por la cual se usa la denominación "estadio del cerdo".

La naturaleza del desarrollo del feto

El cuerpo del niño comienza a existir, se forma y se completa por medio del poder conjunto de los tres humores. Más aún, el cuerpo del niño adquiere una de las siete diferentes constituciones dependiendo de diversas circunstancias, tales como la fuerza desigual o el predominio de los humores Viento, Bilis y Flema presentes en el esperma y el óvulo, así como a la dieta o el comportamiento inapropiados de la madre durante el embarazo.

Las siete posibles constituciones del cuerpo del niño

1. El predominio de la naturaleza del Viento tanto en el esperma como en el óvulo, o los excesos de la madre en el consumo de alimentos ligeros, crudos o de otros tipos y en comportamientos que generan el humor Viento, hacen que el cuerpo del niño se forme y crezca con una constitución de Viento.

2. El predominio de la naturaleza de la Bilis tanto en el esperma como en el óvulo, o los excesos de la madre en alimentos de sabor intenso, picantes o de otros tipos y en comportamientos que generan el humor Bilis, hacen que el cuerpo del niño se forme y crezca con una constitución de Bilis.

3. El predominio de la naturaleza de la Flema tanto en el esperma como el óvulo, o los excesos de la madre en alimentos pesados, grasientos o de otros tipos y en comportamientos que generan el humor Flema, hacen que el cuerpo del niño se forme y crezca con una constitución de Flema.

4. El predominio del Viento y la Bilis hace que el cuerpo del niño se forme y crezca con la doble constitución Viento-Bilis.

5. El predominio de la Flema y la Bilis hace que el cuerpo del niño se forme y crezca con la doble constitución Flema-Bilis.

6. El predominio tanto de la Flema y el Viento hace que el cuerpo del niño se forme y crezca con la doble constitución Flema-Viento.

7. Una proporción igual de Viento, Bilis y Flema hace que el cuerpo del niño se forme y crezca con la triple constitución Viento-Bilis-Flema.

Tradicionalmente, el cuerpo que posee una sola constitución se considera como débil; el cuerpo con una constitución de

humores doble como intermedio, y el cuerpo con una constitución de humores triple como excelente. Entre los cuerpos con
una constitución única, el cuerpo con la constitución de Viento
se considera como el más débil.

Características de las siete constituciones

Las personas con una constitución de Viento tienen un cuerpo delgado y jorobado o encorvado, y una tez oscura; tienen
dificultades para articular la palabra; son toscos de carácter,
y cuando se mueven les crujen las articulaciones. Duermen
poco, no toleran el frío y prefieren alimentos y bebidas calientes y que sean dulces, agrios o amargos. Esta constitución del
cuerpo es considerada como una de las más débiles.

Las personas con una constitución de Bilis desarrollan mucha hambre y sed; su pelo y tez son amarillentos; sudan pro-
fusamente y tienen un olor acre; están dotados de una fuerza
física media; tienen un intelecto agudo y son muy orgullosos.
Prefieren alimentos y bebidas frías, y que sean dulces, amargos
o astringentes.

Las personas con constitución de Flema son altas, están
dotadas de una gran fuerza física, son gordas y tienen el cuerpo ligeramente curvado hacia atrás. Son relajados, soportan
bien el hambre y la sed, tienen poco calor corporal y duermen
mucho. Prefieren los alimentos y las bebidas calientes, y que
sean agrios y astringentes.

Puesto que las potencias de sus respectivos humores son iguales, a menudo los individuos con un humor doble, y en particular aquéllos con una constitución de humores triple, están más equilibrados tanto en apariencia como en comportamiento.

El calor digestivo en relación con las siete constituciones

El calor digestivo de las personas con constitución de Viento no está equilibrado y cambia de manera aleatoria; a veces, la gente con esta constitución tiene gran poder digestivo y, a veces, no pueden digerir en absoluto; en consecuencia, sus intestinos son estrechos y los laxantes apenas les surten efecto.

El calor digestivo de las personas con constitución de Bilis es especialmente fuerte y hace que éstas digieran rápidamente; en consecuencia, sus intestinos son laxos y aunque coman yogur o beban suero de leche[19] puede darles diarrea.

El calor digestivo de las personas con constitución de Flema es muy débil y su poder digestivo es escaso; en consecuencia, sus intestinos no son ni estrechos ni laxos y, a menos que tomen laxantes, es difícil que les dé diarrea. El calor digestivo de quienes tienen una constitución de humores doble o triple no es ni demasiado débil ni demasiado fuerte y, por lo tanto, corresponde completamente con el nivel normal.

---

19. Nota de los traductores al español: En tibetano, *dar ba*.

Cómo se forman las diferentes constituciones del niño

Los diferentes tipos de constitución corporal del niño se forman de acuerdo con la condición de los humores y componentes orgánicos de los padres, según la dieta y el comportamiento adoptado por la madre durante el embarazo y mediante otros factores interdependientes diversos. Así pues, a fin de favorecer la formación normal del cuerpo del niño, la mujer embarazada debe determinar adecuadamente los lugares y las condiciones climáticas apropiados, así como los comportamientos que ha de adoptar y evitar. Esto es de máxima importancia.

Naturaleza del esperma y del óvulo o naturaleza de la dieta y comportamiento de la madre	Constitución del niño en el útero
Viento	Constitución Viento
Bilis	Constitución Bilis
Flema	Constitución Flema
Viento-Bilis	Doble constitución
Flema-Bilis	Doble constitución
Viento-Flema	Doble constitución
Viento-Bilis-Flema	Triple constitución

Dieta y comportamiento de la mujer embarazada

La mujer embarazada debe ocuparse de dos asuntos muy importantes durante el período de embarazo: por una parte, de la dieta, que comprende tanto los distintos tipos de comidas sólidas y líquidas como las bebidas, y, por otra parte, de los distintos tipos de comportamiento.

La dieta de la mujer embarazada

En suma, todas las dietas comprenden tres categorías de comestibles: comida sólida, comida líquida y bebidas. Entre las comidas sólidas, la mujer embarazada debe abstenerse de comer aves de corral. El consumo de aves de corral vuelve rígidos los huesos pélvicos y, en el momento del parto, el útero puede tener dificultad para abrirse. Más aún, la mujer embarazada debe prestar particular atención a las comidas sólidas que son difíciles de digerir, como las frutas verdes: esto es importante. Entre las bebidas, debe abstenerse de cualquier tipo de intoxicantes, especialmente vino y licor, que dañan el organismo y que, al pasar a la esencia de los componentes orgánicos, pueden perjudicar al niño que lleva en su útero.

Tambien debe cuidarse de no excederse comiendo aquellas comidas y bebidas que ocasionan perturbaciones de los humores Viento, Bilis o Flema, y en particular no se debe consumir alimentos que exacerben los que predominan en su cuerpo. Debe ser hábil en adoptar una dieta que fortalezca su constitución de Viento, Bilis o Flema de acuerdo a las circunstancias.

Debe adherirse escrupulosamente a un horario apropiado y a una ingesta de la cantidad correcta de comidas: estos dos factores son decisivos para preservar la salud. Adherirse a un horario apropiado de comidas significa hacer tres comidas al día (mañana, mediodía y noche) de conformidad con sus hábitos. Por la noche no debe cenar muy tarde ni comer comidas difíciles de digerir y, más aún, no debe comer alimentos que causen acidez, tales como yogur o queso.

Si consideramos el estómago en cuartos, la cantidad correcta de ingesta es llenar dos partes del estómago con comida, una parte con bebidas, y dejar vacía la parte restante. Éste es, ciertamente, el estándar correcto para la medida de ingesta diaria de comida.

El comportamiento de la mujer embarazada

Resumiendo, el comportamiento diario apropiado que ha de seguir la mujer embarazada consiste en tres categorías: comportamiento del cuerpo, comportamiento de la voz y comportamiento de la mente.

El comportamiento de la mujer embarazada respecto del cuerpo

La mujer embarazada debe evitar participar en actividades peligrosas y exigentes tales como trabajos extenuantes, saltar, correr o bañarse en agua fría. Con su cuerpo relajado debe aplicar el Yantra Yoga[20] y otros ejercicios físicos, y en su tiempo libre hacer caminatas por colinas agradables o a lo largo de la orilla de un río, en bosques o en un jardín. No debe frecuentar lugares que produzcan miedo tales como precipicios, sitios oscuros o poblados de animales salvajes, y en general debe evitar las actividades o experiencias que produzcan miedo.

Por lo general, el movimiento físico que no tenemos que hacer por necesidad contribuye al bienestar físico y a la salud del cuerpo; así pues, mientras más hacemos, mejor. Hacer las tareas de la casa, el trabajo de oficina y desplazarnos a nuestro trabajo es ciertamente beneficioso, pero no puede reemplazar a pasear por un jardín, y así sucesivamente. Durante las actividades de trabajo, la mente experimenta continuamente sensaciones de placer y dolor y, por lo tanto, estas actividades difícilmente pueden ser tan beneficiosas como las que se realizan en un estado físico y mental relajado. Cuando caminamos

---

20. Yantra Yoga (*'phrul 'khor*) es un sistema de yoga tibetano introducido desde la India que comprende movimientos físicos, ejercicios de respiración y métodos de concentración.

por un jardín nuestra mente está relajada y gozosa y, al mismo tiempo, podemos respirar aire puro, fresco; de ahí que esta actividad sea especialmente beneficiosa para la salud.

El período que comienza con el quinto mes de embarazo es importante; en él la mujer embarazada ha de evitar las relaciones sexuales y debe ser escrupulosamente cuidadosa para que ningún peso oprima su abdomen ni exponerlo a recibir golpes o porrazos.

En el caso de un accidente que suponga golpes o porrazos en el abdomen o el caerse sobre su barriga, es importante que la mujer embarazada se someta inmediatamente a un chequeo y que descanse durante varios días permaneciendo en un estado relajado. Si, por circunstancias desafortunadas, se detecta el riesgo de perder el niño, debe acostarse con una almohada baja debajo de la cabeza y con sus piernas ligeramente levantadas; esto es imperativo. Debe tratar de dormir a horas regulares durante la noche y no menos de ocho horas.

El comportamiento de la mujer embarazada respecto de la voz

La mujer embarazada no debe entrar en discusiones o peleas motivadas por la rabia, ni asociarse con gente que narre o provoque conflictos. Sólo debe tomar parte, en compañía de amigos buenos y agradables, en conversaciones placenteras que calmen la mente, evitando las que puedan causar rabia, resentimiento, preocupaciones o sufrimiento; esto es importante. Más aún, debe permanecer relajada, escuchando distintos tipos de músicas suaves, agradables y melodiosas con la que ella disfrute, tales como la de la flauta, evitando los compañeros bulliciosos y los ambientes ruidosos. Si tiene el hábito de fumar, debe suspenderlo inmediatamente. Del mismo modo, las personas que la rodean –el esposo, los familiares o los amigos– deben respetar sus derechos y no fumar en los sitios en los que ella normalmente vive y respira, y deben hacer todo lo posible para que ella pueda respirar aire puro. ¿Por qué? Porque para el niño que está en el útero la calidad del aire que la madre respira puede ser incluso más importante que la comida que ella come. El cuerpo del niño comienza a formarse en la fase inicial y alcanza su crecimiento completo tras pasar por la fase de formación. Las principales funciones de las tres fases –comienzo, formación y pleno desarrollo– emergen mediante el poder de los elementos. El poder principal de los elementos está conectado con la respiración de la madre. Por lo tanto, es indudable que el aire impuro, contaminado con humo de cigarrillo y otros agentes e inhalado por la madre, se convertirá a largo plazo en causa secundaria de serios daños para la sangre, la carne y los huesos del niño, así como para los órganos sólidos y huecos que se forman durante la fase del desarrollo fetal.

El comportamiento de la mujer embarazada respecto de la mente

Durante todo el período de embarazo, la mujer debe hacer todo lo que pueda para no dejarse invadir por el sufrimiento, el miedo, la preocupación y las grandes responsabilidades. Debe procurar por todos los medios posibles permanecer en un estado mental calmo, relajado y jovial. Su esposo, familiares y amigos deben ayudar a crear las circunstancias esenciales que ella necesita. No hace falta decir que esto no sólo es un deber importante, sino también un signo de verdadero amor y sincera amistad.

Supervisar el curso del embarazo

Desde el momento en que el embarazo se confirma, la mujer debe someterse a exámenes regulares para verificar que todo esté procediendo correctamente. Las anomalías deben detectarse a tiempo y la madre debe intervenir con prontitud aplicando el tratamiento adecuado. Esto es de crucial importancia y esencial para garantizar la salud tanto de la madre como del niño.

Los elementos que deben considerarse durante los chequeos son, en general, si ella tiene buena salud, el curso previo de su menstruación, si ya ha dado a luz a otros niños y si el parto fue normal. Más aún, examinando con cuidado los latidos de su corazón, la hinchazón de sus pechos, si su presión arterial es normal, el grado de su fuerza física, y así sucesivamente, se debe ser capaz de determinar, sin demora, cualquier condición que requiera tratamiento. En particular, desde el sexto mes después de la concepción, la posición del feto y la medida del abdomen de la madre deben examinarse regularmente.

Cuando se aproxima la fecha del parto, la mayoría de los fetos tienen la cabeza hacia abajo, que es la posición correcta. En el caso de tales bebés, el parto es fácil. Sin embargo, algunos fetos yacen de lado, en una posición desfavorable que impide el parto natural. En cualquier caso, durante los meses de embarazo el feto puede cambiar a menudo de posición. Por ejemplo, cuando se acerca el momento del parto es posible que el feto que inicialmente estaba con los pies hacia abajo cambie su posición de modo que su cabeza quede hacia abajo o que, por el contrario, un feto que tenía la cabeza hacia abajo se voltee en la dirección opuesta u horizontalmente. Así pues, en las fases de formación y desarrollo final del feto, y en particular al aproximarse el momento del nacimiento, es importante que la mujer embarazada se someta a exámenes escrupulosos. Si la posición del feto es incorrecta, es necesario con prontitud devolver el feto a la posición correcta aplicando diversos métodos basados en la postura y movimientos de la madre.

Cálculo de la duración del embarazo

Como regla general se dice que el feto permanece en el útero durante nueve meses y diez días, es decir, cuarenta semanas o

280 días desde la formación inicial del embrión hasta la fecha de su alumbramiento.

El momento de la formación inicial del embrión debe calcularse desde la fecha aproximada en que debió haber ocurrido la última menstruación. Por ejemplo, si la primera menstruación que no vino debía haber ocurrido el primer día del duodécimo mes lunar, resta tres a doce y quedan nueve. Este número indica el noveno mes lunar del siguiente año. Entonces, sumando diez al primer día uno obtiene once. Ese número indica el día del mes del nacimiento. Esto significa que el nacimiento debería ocurrir alrededor del undécimo día del noveno mes del siguiente año.

No obstante este cálculo, ocurren casos en los que el parto se retrasa o es ligeramente prematuro, dependiendo de factores tales como dieta y comportamiento impropios por parte de la mujer embarazada, el mayor o menor grado de su vigor físico, si ha tenido hemorragias uterinas durante el embarazo, y así sucesivamente.

Signos que indican el género masculino o femenino del niño

Si el niño que va a nacer es varón, en la mayoría de los casos se presentan signos evidentes, tales como: el abdomen de la madre es más protuberante en su lado derecho, tiene una sensación de liviandad física, le gusta hablar y sus sueños son claros, el calostro se secretará primero de su seno derecho, y el pulso de sus riñones será más fuerte en el lado derecho (es decir, en su muñeca derecha).

Si va a nacer una niña, en la mayoría de los casos aparecen estos signos evidentes: el abdomen de la madre es más protuberante en el lado izquierdo, tiene una sensación de pesadez física, le gusta bailar, cantar y los adornos, le agrada la compañía de los hombres, el calostro se secretará primero de su seno izquierdo, y el pulso de sus riñones será más fuerte en el lado izquierdo (es decir, en su muñeca izquierda).

Si son gemelos los que van a nacer, esto se puede deducir por el signo evidente de que ambos lados de su abdomen son protuberantes mientras que el centro está ligeramente más bajo.

Signos de que se aproxima el nacimiento

Cuando llega el mes del parto y el nacimiento del niño se aproxima, aparecen signos evidentes, tales como: el fondo del útero de la madre desciende más o menos a media distancia entre el extremo inferior de su esternón y su ombligo; su abdomen superior se aligera y su respiración y apetito mejoran ligeramente. Cuando su abdomen inferior se hace más pesado, al caminar la mujer embarazada siente la tensión de los tendones y ligamentos tirando de su ingle. Del mismo modo, sus ojos se fatigan; tiene una abundante pérdida de líquidos o secreciones vaginales; siente repetidamente las ganas de orinar; y sus genitales se hacen protuberantes, y así sucesivamente. En particular, cuando el parto es inminente aparecen signos de que el útero se está abriendo y de que el parto ha comenzado: hay una descarga de agua y sangre de su útero y siente dolor continuo alrededor de su cintura y en la parte baja del abdomen.

Cómo prepararse para el nacimiento

Una de las cosas más importantes que hay que recordar es que hasta ahora el niño que va a nacer ha permanecido en el útero de la madre. Así pues, sus cinco sentidos nunca han estado en contacto directo con los objetos de los sentidos que aparecen como objetos externos y, en el momento del nacimiento, los órganos de los sentidos del niño tendrán su primer contacto con los objetos externos de los sentidos. Por esta razón, los padres del niño, los familiares y amigos deben hacer las preparaciones para el alumbramiento sobre la base de este conocimiento.

Esto es importante porque la causa de muchas situaciones en la vida futura del niño puede encontrar su origen y resultado en el contacto inicial, bueno o malo, de sus sentidos con los objetos externos, que ocurre en ese momento especial. Debe comprenderse que el curso positivo o negativo de la vida de una persona puede también pronosticarse según el elemento específico de la Capacidad[21] vinculado con el día del nacimiento del niño.

---

21. Junto a los elementos de la Fuerza de la Vida (*srog*), del Cuerpo (*lus*), de la Fortuna (*rlung rta*) y de la Energía Protectora (*bla*), el elemento de la Ca-

En general se reconoce que "deficiencia, exceso y conflicto" –es decir, ausencia total de interacción o contacto con los objetos de los sentidos, interacción o contacto excesivos con ellos, o interacción o contacto inapropiados con ellos (como por ejemplo, las visiones agradables o desagradables que tienen las personas en sus vivencias diarias)– son las fuentes principales de los problemas de salud.

Así pues, podemos entender fácilmente que para un recién nacido, quien en esta vida y cuerpo nunca ha tenido ningún contacto con los objetos externos de los sentidos y cuyas sensaciones son muy delicadas y agudas, el momento en que sus sentidos se encuentran de repente con sus diversos objetos es ciertamente una circunstancia muy traumática.

Con esta comprensión básica debemos preparar adecuadamente las condiciones necesarias. El entorno en el que el bebé ha de nacer debe ser un lugar no demasiado iluminado por el sol o por la luz eléctrica, ya que ello perturbaría los ojos del bebé; por el contrario, debe estar a media luz, tranquilo y resguardado de sonidos que puedan asustarlo o voces fuertes que puedan perturbar sus oídos. Uno también puede poner música suave y agradable. Para proteger la respiración del recién nacido, el aire que lo rodea debe ser puro y no estar contaminado

---

pacidad (*dbang thang*) es uno de los elementos que se toman en consideración en la Astrología de los Elementos para hacer pronósticos relativos a la vida del individuo.

por el humo de cigarrillos, perfumes químicos o partículas de
polvo suspendidas.

Cómo asistir el parto

Si la mujer es primeriza, pasará cierto tiempo desde el comienzo de los primeros dolores del parto hasta la completa apertura
del útero. Desde el momento en que comienzan los dolores,
ella debería tomar la medicina[22] apropiada para facilitar el
alumbramiento y yacer en una cama tibia y confortable; debe
yacer sobre su espalda con una almohada bajo su cabeza y sus
piernas ligeramente dobladas, asiendo firmemente en sus ma-
nos una cuerda o una larga tira de tela enrollada ubicada detrás
de su almohada. Al comienzo las contracciones son cortas y
las pausas largas pero luego, gradualmente, las contracciones
se intensifican y las pausas se acortan. Durante todas estas
fases, la mujer en situación de parto debe respirar continuamente de manera lenta y profunda a través de sus fosas nasales, pensando que empuja hacia abajo la respiración, hacia su
ombligo. En particular, cada vez que sienta dolor debe inspirar
y retener su respiración empujando el aire ligeramente hacia

---

22. Por ejemplo, entre las medicinas que facilitan el parto están el Shije 11 (*zhi
byed bcu gcig*) y el Shije 6 (*zhi byed drug pa*) que actúan sobre el Viento
que despeja hacia abajo. Éstas se administran cada dos horas.

abajo. Al mismo tiempo, la partera debe masajear el abdomen de la mujer lenta y suavemente como si estuviera empujando el bebe hacia abajo. Es muy importante que el masaje no sea demasiado vigoroso.

Luego, al cabo de numerosas contracciones, la vagina se dilata significativamente, fluyen sangre y líquidos, y asoma la cabeza del bebé. En ese momento, la mujer tiene la sensación de que está defecando debido a que el peso del bebé ejerce presión en el colon sigmoideo. La expulsión se facilita si en ese momento, con el incremento del dolor, la madre inspira lentamente y luego presiona hacia abajo como si estuviera defecando. Sin embargo, durante las pausas entre las contracciones debe descansar un poco como preparación para empujar otra vez cuando las contracciones retornen.

En ocasiones, la cabeza del bebé puede salir demasiado rápido –incluso antes de que la vagina se haya dilatado completamente– causándole a la madre un dolor insoportable. Si esto sucede, a fin de que la cabeza del bebé salga lentamente y prevenir así el riesgo de que se desgarre el perineo de la madre, ella debe hacer respiraciones cortas con su boca abierta.

Tan pronto como nace el niño deben frotarse con una tela limpia su boca y fosas nasales a fin de retirar los líquidos viscosos que podrían obstruir su respiración. Si la cara del bebé se pone morada, si no llora, o si la respiración regular no es evidente, se le debe dar una ligera nalgada, y de este modo el recién nacido llora y se ve obligado a respirar. En cualquier caso, no es recomendable agarrar a un recién nacido por sus pies, sosteniéndolo en el aire con la cabeza hacia abajo, y golpearlo violentamente en las nalgas para hacerlo llorar: no hay necesidad de esto, que de hecho aterrorizaría al bebé que apenas acaba de entrar al mundo humano. Un recién nacido que ha sufrido un gran miedo podría cargar con las consecuencias durante toda su vida, pues las huellas de esta angustia se convierten en condiciones desfavorables en el transcurso de su existencia. Así pues, debemos ser hábiles en estos procedimientos: esto es muy importante.

Después de que el cordón umbilical ha dejado de palpitar, debe atárselo firmemente con un hilo fino a seis y ocho dedos del ombligo, y luego cortárselo a una distancia equidistante de estos dos puntos con unas tijeras afiladas. Luego debe atárselo firmemente una vez más, con un hilo esterilizado, a uno o dos dedos del ombligo, haciendo dos nudos por cada ligadura. La parte restante del cordón umbilical debe cortarse de nuevo con tijeras esterilizadas, cubriendo la punta del cordón umbilical con una gasa limpia con la que se envuelve la cintura del bebé. Este procedimiento para cortar el cordón umbilical es sustancialmente el mismo que todavía se aplica en el Instituto de Medicina y Astrología Tradicionales[23] en Lhasa.

Poco después del nacimiento del bebé se expulsa la placenta, durante lo cual la madre seguirá sintiendo dolor. También

---

23. En tibetano, *Sman rtsis khang*.

entonces debe inspirar lenta y profundamente, retener la respiración y empujar hacia abajo. Como lo hizo durante el alumbramiento, la comadrona debe masajear el abdomen inferior de la madre y facilitar la expulsión completa de la placenta dando golpes suaves hacia abajo.

Cómo atender al bebé recién nacido

Una antigua costumbre del pueblo tibetano era la de lavar muy delicadamente al recién nacido con leche tibia y agua y luego colocar el bebé en contacto con la más suave piel de cabritilla y cubrirlo con las vestimentas necesarias. Esta tradición se usaba no sólo en el remoto pasado, sino que estaba todavía muy extendida en la época de mi nacimiento. Más aún, recuerdo muy claramente que cuando mi hermano menor nació lo envolvieron en una piel de cabritilla.

Los materiales usados en tiempos antiguos para vestirse raramente tenían las cualidades especiales de suavidad y delicadeza propias de la piel de cabritilla. Hoy en día, no es necesario insistir en usar una piel de cabritilla para envolver al bebé. El hecho de que los antiguos tibetanos la usaran muestra claramente la importancia que le daban a la primera sensación táctil del bebé, que debía ser suave y delicada.

En la actualidad, gracias al progreso tecnológico se producen industrialmente materiales tanto o más suaves y delicados que una piel de cabritilla. Entre estos se deben escoger los más suaves y delicados para el contacto inicial del cuerpo del bebé. Sin embargo, la mayoría de los artículos que se producen industrialmente hoy en día son sintéticos y aunque puedan ser costosos, suaves y delicados, su contacto con el cuerpo del bebé puede producir un efecto malsano y dañino en la piel, la sangre, y así sucesivamente. Por lo tanto, es necesario usar telas apropiadas hechas de fibras naturales tales como lana, seda y algodón.

Mantener al recién nacido cerca del cuerpo tibio de sus padres satisface espontáneamente sus deseos y es también la mejor manera de forjar su espíritu. Tal conducta es de gran valor terapéutico porque contribuye a mantener los elementos del cuerpo en buena salud y también desarrolla una relación natural entre el cuerpo y la mente del bebé. En particular, amamantar al bebé mientras se lo sostiene apretado contra el pecho de la madre no es sólo la mejor manera de nutrir su crecimiento, sino que es una base esencial para la obtención de una gran fuerza de carácter. Si la madre está bien y no está demasiado cansada, cuanto más amamante al bebé mayor será el beneficio.

Para promover la buena salud del recién nacido también es fundamental que se observen las horas de comida y se le haga ingerir nutrientes adecuados a su capacidad digestiva. Por lo tanto, al comienzo la madre debe empezar amamantando al bebé cinco o seis veces al día, incluyendo la primera hora de la mañana, el mediodía, la tarde y la noche. También, puesto

que el amamantar debe responder al estadio de crecimiento
del bebé, la madre debe reducir su frecuencia diaria a cuatro
o cinco veces, acostumbrando gradualmente al niño según las
circunstancias.

La leche de la madre, que es el sustento del bebé, se deriva
de los nutrientes de los alimentos y las bebidas que ella ingiere.
El proceso de transformación de los alimentos y bebidas en nutrientes depende no sólo del alimento mismo, sino también del
comportamiento de la madre y, especialmente, de la manera en
que camina, se mantiene en pie, se sienta y duerme. Así pues,
durante la totalidad del período en el que ella mantiene al bebé
con su leche, debe tener cuidado con los tipos de alimentos y bebidas que consume y seguir siempre los comportamientos que
equilibren sus humores y sus componentes orgánicos. Cuando
el niño se encuentre indispuesto, en particular, su madre, distinguiendo claramente entre el comportamiento correcto que
ella debe adoptar y los alimentos correctos que debe comer, por
una parte, y los que debe evitar, por la otra, debe hacer que el
bebé recupere su condición normal, y usar el discernimiento
necesario para evitar la recurrencia de perturbaciones y man-
tenerlo sano.

PARTE III:

Vida

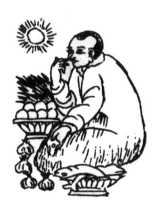

3. Viviendo con buena salud

A fin de vivir con buena salud y mantenerse así, todo individuo, sea mujer u hombre, joven o viejo, tiene que tener, antes que nada, una comprensión de la naturaleza de las "tres puertas" y de la naturaleza del cuerpo humano que "vive", de la naturaleza de los humores y de los componentes orgánicos que "dan vida", y de la naturaleza del comportamiento que determina "la vida". Sobre la base de un conocimiento preciso de estos factores podremos vivir con buena salud.

La naturaleza de las tres puertas del individuo

Todos los seres humanos poseen un cuerpo concreto y material, una voz que en cuanto energía abarca cada parte del cuerpo material y mantiene todas sus actividades, y, finalmente, una mente que gobierna cada acción del cuerpo y de la voz. Estos tres aspectos se denominan las "tres puertas del individuo".

Hay un motivo por el que se designa como las tres puertas al cuerpo, la voz y la mente. Puesto que los tres humores, los componentes orgánicos, y así sucesivamente, están íntimamente conectados con el cuerpo, la voz y la mente, podemos obtener un conocimiento comprehensivo de la naturaleza de estos humores y componentes orgánicos por medio de un examen preciso a través de las tres puertas.

Del mismo modo podremos resolver rápidamente cualquier problema que afecte a nuestros tres humores o componentes orgánicos si aplicamos, por vía de nuestras tres puertas, el remedio que más eficientemente nos libere de ese particular problema. Entendiendo con precisión que cualquier acción o actividad nuestra está conectada con las tres puertas, y actuando entonces en completa armonía con ellas, seremos capaces de alcanzar más fácilmente todos nuestros objetivos.

Por ejemplo, si deseamos conocer con precisión qué joyas contiene una famosa colección, una vez que hemos entrado por la puerta del edificio que la alberga, debemos aprovechar la oportunidad de examinar las joyas cuidadosamente.

Del mismo modo, cuando queremos obtener un conocimiento correcto de la auténtica condición de los tres humores y los componentes orgánicos, por medio de un examen atento a través de las tres puertas podemos obtener por experiencia directa un conocimiento preciso y certero de nuestra condición. De manera similar, si queremos escapar de un lugar indeseable, como una prisión, y crear las condiciones para la libertad, debemos salir a través de la puerta de nuestra celda y ser capaces así de ir libremente adonde queramos. Igualmente, si queremos liberarnos sin pérdida de tiempo del sufrimiento que nos oprime y alcanzar la libertad y la felicidad, debemos pasar a través de nuestras tres puertas basándonos en un conocimiento preciso de su condición.

Con respecto a la condición de las tres puertas, la "puerta del cuerpo" es la base indispensable de la que dependen las otras dos –la de la voz y la de la mente– y se la compara con los dominios de un rey. La "puerta de la voz" tiene la naturaleza de todos los tipos de vientos y, sobre todo, del Viento que sostiene la Vida. Es la base o raíz de todas las funciones del cuerpo y es comparable a los ministros poderosos que controlan los varios asuntos del reino. La "puerta de la mente" gobierna todas las actividades del cuerpo y de la voz y es comparable al rey.

Entre las tres, la puerta del cuerpo es la base indispensable de la vida –aunque cuando se separa de las dos puertas de la voz y de la mente, que se apoyan en ella, a este agregado material se lo desecha en un cementerio–. Por esta razón, en tibetano el cuerpo se designa como *lü* (*lus*), que significa "residuo". En cualquier caso, el cuerpo, mientras exista, es la base indispensable de la voz y de la mente. En los textos del Mantra Secreto se explica que, mientras las puertas de la voz y la mente residan en su soporte corporal, la voz o energía se asemeja a un caballo ciego: aunque tiene la habilidad de ir a cualquier parte, como no puede ver, es incapaz de ir por sí mismo sin la ayuda de un guía. La mente es como un jinete inválido que, aunque sabe adónde ir y cómo manejar un caballo, no posee un animal para cabalgar y es incapaz de llegar a lugar alguno sin una montura. Del mismo modo, la puerta de la voz y la de la mente pueden conseguir todos sus objetivos sólo por colaboración mutua.

En general, independientemente de que seamos jóvenes, adultos o ancianos, o de que sigamos o no una auténtica enseñanza, cualquier problema con los humores, los componentes orgánicos o las diferentes partes del cuerpo siempre estará conectado con las tres puertas. En efecto, es obvio que muchas causas secundarias temporales, tales como un desequilibrio de las funciones de nuestros elementos, el deterioro de algunas de dichas funciones o sus perturbaciones mutuas, y así sucesivamente, pueden provocar diferentes causas secundarias dañinas en nuestros humores, componentes orgánicos y organismo.

Por lo tanto, debemos ser capaces de averiguar si se trata de un desequilibrio de las funciones de los elementos, del deterioro de algunas de dichas funciones o de la perturbación mutua de éstos. Si tal desequilibrio existe, debemos saber qué método aplicar para restaurar la armonía. Si las funciones están debilitadas, debemos saber qué método aplicar para reforzarlas. Si la perturbación se debe a un conflicto entre sus energías, debemos saber qué método aplicar para restaurar la condición natural. A fin de evitar que dichas causas secundarias dañinas se manifiesten de nuevo en el futuro y ser capaces de vivir en buena salud, debemos conocer los diversos métodos que se deben aplicar al cuerpo, la voz y la mente, tales como, por ejemplo, un comportamiento y dieta adecuados, a fin de mejorar cada vez más el bienestar del cuerpo –el cual está hecho, precisamente, de humores y componentes orgánicos.

La naturaleza del cuerpo
y la conservación de su vida

Al comienzo, en la «Introducción a los principios de la medicina tibetana», se explicó claramente la condición natural de los humores y los componentes orgánicos, así como las características del cuerpo de cada individuo, sea hombre o mujer, joven o viejo.

En los períodos de madurez y vejez, las causas secundarias perjudiciales se acumulan en una medida aún mayor. Por esta razón, en las siguientes páginas se explica con gran detalle la naturaleza de "lo que está perturbado", es decir, los componentes orgánicos, y "lo que perturba", es decir, los humores. Del mismo modo, se aclara la manera en que los humores, los componentes orgánicos y lo que se excreta[24] funcionan en dependencia mutua.

En cualquier caso, el cuerpo experimenta directamente los distintos problemas que surgen en el transcurso de la vida humana. Por lo tanto, en los períodos de madurez y vejez debe-

---

24. Lo que se excreta *(dri ma gsum)* son la orina, las heces y el sudor.

mos procurar mantener una buena salud sobre la base de una profunda comprensión de los componentes orgánicos, "lo que es perturbado", y de los humores, "lo que perturba".

El desarrollo del calor metabólico de los componentes orgánicos que sustentan la vida

El desarrollo del calor metabólico de los componentes orgánicos, "lo que es perturbado", se refiere a la base de la digestión, es decir, a la Bilis digestiva, y también al calor de los humores, componentes orgánicos y lo que se excreta. El calor metabólico lleva a cabo muchas funciones extremadamente importantes, tales como generar energía en la gente sana, y reforzar la vida, el brillo del cuerpo, los componentes orgánicos y el calor metabólico mismo; más aún, se introduce en el tracto post-digestivo en donde realiza otras funciones, y así sucesivamente.

Cuando el vigor del calor metabólico de un individuo es normal, los alimentos y bebidas se digieren y absorben, mientras que cuando el fuego metabólico es débil, los alimentos y bebidas se excretan sin haber sido asimiladas. Por ende, el calor metabólico es la principal causa del desarrollo y crecimiento de los componentes orgánicos y el brillo corporal. Por lo tanto, debemos procurar preservar el calor metabólico comiendo alimentos livianos y caloríficos y adoptando un estilo de vida caracterizado por estas mismas cualidades. Haciendo esto, el vigor físico continuará desarrollándose y la vida se alargará.

El calor metabólico digiere los alimentos y las bebidas que llegan al estómago gracias a la función del Viento que sostiene la Vida. Luego la Bilis digestiva, estimulada por el Viento que acompaña al Fuego, hace "hervir" los alimentos como si fueran ingredientes medicinales.[25] Es decir: antes que nada, los alimentos y bebidas de cualquiera de los seis sabores que hayamos ingerido se mezclan gracias a la Flema amalgamadora y, habiéndose vuelto dulces y espumosos, producen la Flema. En segundo lugar, el alimento, tratado por la Bilis digestiva, asume un aspecto caliente y un sabor ácido y así produce la Bilis. Por último, el alimento, una vez separados los nutrientes y los desperdicios por efecto del Viento que acompaña al Fuego, se vuelve amargo, produciendo así el Viento. En la mayoría de los casos, las comidas y bebidas cuya naturaleza es la de los cinco elementos tienen la capacidad de producir los tres humores que son el Viento, la Bilis y la Flema, es decir, "lo que perturba". Si está equilibrada correctamente, la comida adquiere la virtud de desarrollar los cinco elementos del cuerpo y es el mejor factor para tener una vida saludable.

El calor metabólico se desarrolla después de la digestión, cuando la comida y la bebida se separan en esencia pura y desperdicio. El desperdicio que se deriva de esta separación se

---

25. Esto es una alusión al proceso de hacer extractos hirviendo plantas medicinales.

divide en el intestino delgado en partes sólidas y líquidas, entre las cuales la parte sólida se vuelve heces y la parte líquida, orina. La esencia pura se "madura" por efecto del calor metabólico de cada componente orgánico, como se explica a continuación.

Pasando a través de nueve conductos, la esencia pura de la comida y la bebida se transporta desde el aparato digestivo al hígado, donde se vuelve sangre. De la sangre, la esencia pura se convierte en carne; de la carne se convierte en grasa; de la grasa se convierte en huesos; de los huesos se convierte en médula; y de la médula se convierte en esencia vital. El desperdicio de estos componentes orgánicos se convierte en jugos gástricos y fluido biliar. De este modo, el "jugo" de los componentes orgánicos, tras haber madurado completamente, impregna cada parte del cuerpo, asegurando la continuidad de la vida y un aspecto físico radiante.

La naturaleza de los humores y componentes orgánicos

Los humores y componentes orgánicos son la base indispensable de las tres fases de la vida –la creación, la subsistencia y la destrucción– de cada ser humano, sea hombre o mujer, joven o viejo. Los humores naturales y los componentes orgánicos que están equilibrados en su condición original auténtica, y que no han sido modificados por causas secundarias temporales y ad-

versas, se denominan "humores inalterados". Los tres humores en su estado inalterado asisten a los componentes orgánicos. Debido a la energía de estos tres humores, el vigor de los
componentes orgánicos alcanza su nivel óptimo y promueve
la vida brindando una salud cada vez mejor. Sin embargo, pueden surgir muchas causas secundarias adversas que resultan o
dependen de múltiples aspectos del ambiente del momento,
tales como el lugar, la estación, las condiciones de vida y la
conducta del cuerpo, la voz y la mente. Debido a la presencia
de estas causas secundarias temporales hay muchas ocasiones
en que, durante cualquiera de los tres estadios de la vida del
individuo –es decir, la infancia, la edad adulta y la vejez–, la
fuerza de los tres humores puede desequilibrarse. En consecuencia, los tres humores pueden desequilibrar todos los componentes orgánicos, convirtiéndose así en factores de perturbaciones orgánicas: éstos se denominan "humores alterados".[26]

Cómo surgen las perturbaciones
de los humores y componentes orgánicos

Las tres fases del fundamento de ese agregado que es nuestro
cuerpo, en todas las cuales están presentes de manera innata

---

26. Literalmente "enfermedad alterada" (*rnam pa gyur pa'i nad*), donde "enfermedad" se refiere a los tres humores.

los tres humores y los varios componentes orgánicos, son el comienzo, la formación y la compleción. Aunque todas ellas puedan haberse producido normalmente, a fin de conservar nuestro cuerpo y salud durante más tiempo es necesario comprender mejor de qué modos la alteración de la naturaleza de nuestros humores y componentes orgánicos transforma dichos humores en "agentes perturbadores" y dichos componentes orgánicos en "factores perturbados", originando enfermedades. A este respecto, la discusión de la naturaleza de nuestros humores y componentes orgánicos no es meramente una descripción de algo que surgió en un pasado lejano. La manera en que el fundamento del cuerpo y de la fuerza vital de un individuo tuvo su comienzo, su formación y alcanzó su desarrollo completo representa la condición innegable del cuerpo que existe y vive en el momento presente.

Debemos conocer la naturaleza de este cuerpo vivo y enérgico que tenemos ahora; las energías de los elementos que lo gobiernan, y cómo los varios tipos de viento, y en particular el Viento que sostiene la Vida, circulan en sus canales ocultos y nervios a fin de promover y mantener la vida humana y garantizar su continuidad. También debemos conocer la fuente de las diversas causas secundarias que obstaculizan la continuidad de la vida humana, así como los métodos correctos que sirven para eliminar las causas secundarias adversas, y así sucesivamente. Así podremos entender claramente y en todas las circunstancias cuáles son las condiciones favorables que necesitamos crear a fin de mantener los humores y los componentes orgánicos en un estado de salud cada vez mejor.

Por ejemplo, alguien familiarizado con las calles de una gran ciudad sabe qué ruta tomar para alcanzar rápidamente el destino deseado. Incluso si uno encuentra obstáculos que le dificultan seguir por una vía particular, sabrá cómo proceder por una ruta alternativa. Del mismo modo, si reconocemos las potencialidades básicas de los humores y de los componentes orgánicos y sabemos cómo mantenernos en armonía con su naturaleza, sabremos cómo hallar en cada situación, y del modo correcto, la solución para cualquier problema físico que pueda surgir en este cuerpo y en esta vida. Es un error quedarnos tranquilos e indiferentes pensando que las funciones de los humores, los componentes orgánicos y los cinco elementos que se desarrollaron perfectamente en nuestro cuerpo desde el nacimiento siguen así. Por ejemplo, si pensamos que podemos usar nuestro auto cada vez que lo necesitamos sin cuidarlo en lo absoluto, un día el auto ya no funcionará. Del mismo modo, si no prestamos ningún interés al funcionamiento de los humores, los componentes orgánicos y los elementos, ni nos ocupamos en lo más mínimo de ellos, pensando que es suficiente con usar nuestro cuerpo como nos plazca, esta actitud, además de estar totalmente equivocada, no se adecua a la naturaleza del cuerpo y de la vida. ¿Por qué? Para explicarlo volvamos al ejemplo de un auto. Un auto tiene características específicas en lo que respecta al motor, el chasis, los neumáticos, y así sucesivamente. Podemos usar un auto mientras dure proveyéndolo de gasolina, agua, y así sucesivamente, pero el auto no puede cumplir funciones distintas de aquellas para las que se construyó.

Como se explica en las escrituras budistas, este soporte que es el cuerpo humano –un agregado de humores y componentes orgánicos– es una entidad especial que es extremadamente difícil de obtener en términos de causa, ejemplo y número.[27] En este cuerpo humano están presentes capacidades inconcebibles basadas en múltiples causas primarias y secundarias. Después de completarse su crecimiento en el útero de la madre, este agregado de causas primarias y secundarias nace y subsecuentemente vive sobre la base de las diversas funciones de los elementos, conectados al estado inalterado, la condición natural o la esencia de los tres humores: Viento, Bilis y Flema. Después de haber comprendido correctamente estos principios debemos encontrar la forma de conducir nuestra vida humana siendo continuamente concientes de ellos.

27. Las tres razones de por qué el nacimiento humano es difícil de obtener se refieren a la explicación tradicional de este concepto. La causa se refiere a la conducta ética que es difícil de mantener. El ejemplo es el de la probabilidad que tiene una tortuga ciega, que emerge del fondo del océano una vez cada cien años, de meter su cabeza en un aro de madera que flota en el agua. El número se refiere a la posibilidad estadística de encontrar un nacimiento humano dado el ilimitado número de otras formas de vida.

Las causas secundarias de las perturbaciones de los humores y componentes orgánicos

Los humores y componentes orgánicos se alteran como re-sultado de distintas causas secundarias adversas temporales –por las cuales no debe entenderse sólo causas secundarias repentinas y extremas tales como el derrumbe del techo de una casa, el caerse de un risco o una herida causada por un arma, aunque éstas pueden efectivamente dañar el cuerpo y la vida–. Más aún, los diversos tipos de accidentes repentinos, mayores o menores, no son el resultado de una perturbación o altera-ción de los humores o componentes orgánicos. En todo caso, estos últimos se alteran y perturban debido a diversas causas secundarias adversas temporales, relacionadas principalmente con dos tipos de causas secundarias de perturbaciones: las ge-nerales y las específicas.

Las causas secundarias generales de las perturbaciones

Las causas secundarias generales que perturban y alteran la condición natural de los humores y componentes orgánicos son las condiciones climáticas anormales, las provocaciones de fuerzas negativas debidas al deterioro y la perturbación de los humores y los componentes orgánicos del individuo, el en-venenamiento, la ingestión de comidas y bebidas insanas, las curas equivocadas y la maduración de los frutos de acciones negativas pasadas.

Las causas secundarias específicas para el surgimiento de perturbaciones

Los humores Viento, Bilis y Flema que están en su condición natural pueden ser perturbados y alterados por múltiples causas secundarias específicas y así dar lugar a enfermedades.

Las causas secundarias de las perturbaciones de Viento

Las principales causas secundarias que favorecen las perturbaciones de Viento son las siguientes: actividad mental excesiva, un gran pesar, pensar demasiado, la ira, la tristeza, ayunos largos, insomnio, malnutrición, consumo excesivo de guisantes o pimienta de Sechuán,[28] consumo excesivo de comidas y bebidas amargas, ligeras y toscas, diarrea y vómitos severos, hemorragias fuertes, incluidas las de la nariz, excesiva exposición al viento y a corrientes frías, viajar demasiado durante la noche, excesiva actividad sexual, llorar hasta el agotamiento,

---

28. En tibetano, *g.yer ma*, un tipo de pimienta fuerte de Sechuán, una región fronteriza entre Tíbet y China. Tiene el efecto secundario de producir un suave entumecimiento en el paladar.

actividades vigorosas de cuerpo y voz con el estómago vacío, consumo de comidas y bebidas no nutritivas, hablar demasiado, cantar, recitar o leer con excesivo esfuerzo, bloquear fuertemente las ganas de orinar o defecar, esfuerzo excesivo para defecar cuando no se tienen ganas, y así sucesivamente. En suma, cualquier comida, bebida y comportamiento de cualidades ligeras y toscas puede servir como causas de perturbación del humor Viento y de su transformación en enfermedad.

Las causas secundarias de las perturbaciones de Bilis

Las principales causas secundarias que favorecen las perturbaciones de Bilis son las siguientes: accesos severos de ira, orgullo o celos; comportamiento extremo del cuerpo y de la voz; consumo excesivo de carne de yak, habas, pimienta negra, cebollas, ajo, aceites de semillas, mantequilla vieja, vino o licor; consumo excesivo de comidas o bebidas ácidas, picantes o grasosas, de sabor fuerte y caloríficas; consumo excesivo de sal en las comidas; temperaturas excesivas para el cuerpo; dormir durante el día, particularmente por la tarde; consumo de comidas y bebidas contaminadas; esfuerzo excesivo durante trabajos agotadores; exposición excesiva al sol o al calor del fuego; cambios bruscos de clima. Estos factores pueden convertirse en causa de perturbaciones del humor Bilis y de su transformación en enfermedad.

Las causas secundarias de las perturbaciones de Flema

Las principales causas secundarias que favorecen las perturbaciones de Flema son las siguientes: carne podrida o mantequilla rancia; consumo excesivo de bebidas alcohólicas ácidas, agua fría, leche de vaca o de cabra; consumo excesivo de mantequilla, yogur, suero de leche, nabos, fruta cruda (especialmente si no está madura), vegetales verdes crudos, diente de león, trigo, nueces, aceite de semillas de mostaza y papas; consumo excesivo de carne de buey, cabra, cerdo y presas herbívoras de cacería. También, comer a deshoras y comer demasiado pronto –es decir, antes de haber digerido la comida anterior–, etcétera. En suma, el consumo excesivo de comidas y bebidas amargas o dulces, frías, grasosas o pesadas; la pereza debida a la debilidad o la indolencia; el bañarse con agua fría, y el acostarse o quedarse mucho tiempo en sitios húmedos y congelarse o enfriarse; todo ello puede servir como causa de perturbación del humor Flema y su transformación en enfermedad.

Las enfermedades de los humores alterados pueden deberse no sólo al desorden de un único humor, pues, y debido a circunstancias ambientales múltiples y diversas, pueden también surgir como desorden de dos humores –desórdenes de Viento asociados con la Bilis, desórdenes de Bilis asociados con la Flema, desórdenes de Flema asociados con el Viento, y así sucesivamente–, o como perturbaciones de los tres humores juntos, o como enfermedades críticas que se desarrollan cuando se añaden otros desórdenes a una enfermedad preexistente de un humor alterado. Dentro de estos cuatro tipos principales se desarrollan todas las denominadas "cuatrocientas cuatro enfermedades principales".

Causas secundarias particulares de perturbaciones

Las principales causas secundarias específicas de enfermedades, tal como se explican en los más conocidos tratados de medicina tibetana, son el resultado de períodos de acumulación, manifestación y pacificación[29] de perturbaciones de humores y de las tres condiciones constituidas por la deficiencia, el exceso y el conflicto, íntimamente conectadas con el comportamiento del individuo en la vida diaria. Por lo tanto, basándonos en una buena comprensión de estos factores debemos tratar de no perturbar los humores y componentes orgánicos, reparar aquellos que estén perturbados y vivir en buena salud.

---

29. Por supuesto que la pacificación (*zhi ba*) no es una causa secundaria de enfermedades; se menciona en este contexto porque las tres –acumulación, manifestación y pacificación– usualmente se consideran juntas.

El significado de acumulación, manifestación y pacificación

En lo que respecta al verdadero sentido de acumulación, manifestación y pacificación, el primer término indica la acumulación de las causas secundarias fundamentales para la alteración de los tres humores y componentes orgánicos según el período de la vida y la estación. El segundo se refiere al modo en que las causas secundarias acumuladas se manifiestan como alteración de humores debido a una circunstancia inmediatamente precedente. El tercero se refiere a la capacidad de vivir con buena salud por un tiempo, una vez que la manifestación de la alteración del humor ha sido pacificada gracias al poder terapéutico de la dieta, el comportamiento, la medicina y la terapia externa. Estos tres se definen como "acumulación, manifestación y pacificación".

Sabiendo que estos tres estadios están íntimamente relacionados con los factores que ocasionan las enfermedades de los humores y componentes orgánicos, y teniendo una comprensión profunda de estos estadios, debemos siempre basarnos en la presencia y la conciencia de qué hacer y qué no hacer. Este es un punto muy importante para vivir saludablemente.

Cómo se relacionan los tres períodos de la vida con los humores y los factores que los perturban

En la vida de todo ser humano hay tres períodos: infancia, madurez y vejez. La infancia es el período que llega hasta la edad de dieciséis años. Luego, hasta los setenta años de edad se desarrollan los humores y componentes orgánicos, los sentidos, el brillo corporal y la fuerza. Por lo tanto, este período se denomina madurez.[30] Desde ese momento, los humores, los componentes orgánicos, los sentidos, el brillo corporal y la fuerza gradualmente se deterioran y agotan: este período se denomina vejez.

Durante la infancia, el cuerpo del individuo está básicamente dominado por la Flema; durante la madurez, fundamentalmente por la Bilis, y durante la vejez, sobre todo por el Viento. Estos períodos de la vida están íntimamente relacionados con los factores que causan enfermedades.

Cómo se relacionan las estaciones con los humores y los factores que los perturban

El cuerpo de cada uno de nosotros, independientemente del país en que vivamos, tiene contacto sobre todo con tres es-

---

30. Madurez en tibetano es *dar ma*, donde *dar* significa "florecer".

taciones: la estación caliente, que comprende la primavera[31] y la parte seca del verano; la estación fría, que comprende la primera y la segunda parte del invierno y la estación lluviosa, que comprende la segunda parte del verano y el otoño.

En algunos países, estas estaciones no son tan evidentes, o puede que la estación caliente o la fría o la lluviosa se extienda por un tiempo muy largo, y así sucesivamente, de modo que las condiciones climáticas no se corresponden con las tres estaciones enumeradas arriba. Sin embargo, en la mayoría de los países los cambios de estación pueden ser descritos correctamente en términos de las tres estaciones que se explican en los tratados médicos tibetanos.

A este respecto, podemos entender implícitamente que la estación caliente está íntimamente asociada sobre todo con el humor Bilis, la estación fría con la Flema y el período de lluvias principalmente con el humor Viento. También las estaciones están íntimamente relacionadas con los factores que causan enfermedades de los humores y componentes orgánicos.

Detalles específicos del modo de acumulación y manifestación

Con respecto a la vida del individuo durante la infancia, que es el período del humor Flema, las causas secundarias que provo-

---

31. La "estación caliente" incluye la primavera en el Tíbet porque en esa época la nieve comienza a derretirse, aunque el clima todavía no sea "caliente".

can las perturbaciones de naturaleza fría son más numerosas, y por esta razón es fácil que el humor Flema se altere y transforme en enfermedad. Las causas secundarias que estimulan las perturbaciones de Viento o Bilis son pocas, aunque pueden acumularse, si bien raramente se manifiestan como enfermedad.

Durante la madurez, que es el período del humor Bilis, las causas secundarias que provocan las perturbaciones de naturaleza caliente son más numerosas y, por lo tanto, es fácil que el humor Bilis se altere y se transforme en enfermedad. Las causas secundarias que provocan las perturbaciones de Viento o Flema son pocas, aunque pueden acumularse, si bien raramente se manifiestan como enfermedad.

Durante la vejez, que es el período del humor Viento, las causas secundarias que provocan las perturbaciones de Viento son más numerosas y, por esta razón, es fácil que el humor Viento se altere y se transforme en enfermedad. Las causas secundarias que estimulan las perturbaciones de Bilis o Flema son pocas, aunque pueden acumularse, si bien raramente se manifiestan como enfermedad. Ésta es la forma en que se producen la acumulación y la manifestación en los tres períodos de la vida.

En lo que respecta a las estaciones, en la primavera y en la parte seca del verano, que constituyen la estación caliente, las causas secundarias que provocan perturbaciones de Bilis son más numerosas, y por esta razón es fácil que el humor Bilis se altere y transforme en enfermedad. Al mismo tiempo, las causas para que surjan perturbaciones de Viento y Flema son escasas aunque pueden acumularse, si bien raramente se manifiestan como enfermedad. Durante la primera y segunda parte del invierno, que constituyen la estación fría, las causas secundarias que provocan las perturbaciones de Flema son más numerosas, y por esta razón es muy fácil que el humor Flema se altere y transforme en enfermedad. Al mismo tiempo, las causas que provocan las perturbaciones de Viento y Bilis son escasas, aunque pueden acumularse, si bien raramente se manifiestan como enfermedad. En la segunda parte del verano y el otoño, que constituye la estación lluviosa, las causas secundarias que provocan las perturbaciones de Viento son más numerosas y, por lo tanto, las enfermedades asociadas pueden manifestarse fácilmente. Al mismo tiempo, las causas para que surjan las perturbaciones de Bilis y Flema son escasas, aunque pueden acumularse, si bien raramente se manifiestan como enfermedad.

Detalles específicos en la manera de pacificación

Con una correcta comprensión de la naturaleza de la acumulación y manifestación de las causas secundarias que desequilibran los humores y componentes orgánicos podemos pacificar la perturbación aplicando los remedios apropiados a los humores alterados que se han transformado en enfermedades. Estos remedios son la dieta, el comportamiento, la medicina o las terapias externas –por ejemplo, usar una cualidad caliente como cura para una perturbación fría y una cualidad fría como cura para una caliente.

La dieta y el comportamiento que pacifican las perturbaciones de Viento

La dieta que pacifica las perturbaciones del humor Viento consiste en bebidas y comidas grasosas, caloríficas y nutritivas, tales como:

- Sopa de arroz.
- Caldo de hueso.
- Carne de carnero y caballo.
- Carne madurada.
- Habas.
- Ortigas.
- Cebolla y ajo.
- Aceite de semilla.
- Mantequilla.
- Tuétano.
- Trigo.
- Nueces.
- Melaza de caña de azúcar.
- Nuez moscada.
- Canela.

- Leche.
- Bebidas alcohólicas de buena calidad.

El comportamiento curativo consiste en descansar y dormir en un sitio tibio no muy iluminado, en mantener un marco mental relajado y en usar ropas que abriguen. También se aconseja adoptar un comportamiento tranquilo y relajado, congruente con nuestros deseos, como mantener conversaciones agradables y actividades similares con buenos amigos y, algunas veces, armonizar y estabilizar la energía de nuestros elementos durante un largo tiempo por medio de las prácticas de respiración combinadas con los movimientos del Yantra Yoga realizados de manera no forzada. Sobre la base de estos diversos métodos podemos pacificar completamente las perturbaciones del humor Viento.

La dieta y el comportamiento que pacifican las perturbaciones de la Bilis

La dieta que pacifica las perturbaciones del humor Bilis consiste en comidas y bebidas de naturaleza fría, tales como:

- Leche de vaca o cabra.
- Yogur y suero de leche.
- Mantequilla fresca.
- Sopa de arroz.

- Sopa de harina de cebada tostada.
- Diente de león.
- Trigo.
- Carne de chivo y de buey.
- Piezas de caza herbívoras, en general.
- Té aguado sin leche.
- Agua hervida conservada por no más de un día y bebida fría.

El comportamiento curativo consiste en permanecer bajo la sombra fresca de los árboles, por ejemplo cerca de las orillas de un río, en un marco mental relajado y evitando cualquier agitación. Por estos medios podemos pacificar completamente las perturbaciones del humor Bilis.

La dieta y el comportamiento que pacifican las perturbaciones de la Flema

La dieta que pacifica las perturbaciones del humor Flema consiste en comidas y bebidas de cualidades caloríficas, ligeras y toscas, tales como:

- Agua hervida con polvo de jengibre.
- Bebidas alcohólicas añejas.
- Carne de oveja y de yak.
- Pescado.

- Miel.
- Polenta hecha con cereal añejo cultivado en lugares secos.
- Guisantes y lentejas.
- Habas.
- Granada.
- Manzanas.
- Acedera.
- Canela.
- Cilantro.
- Comino.

El comportamiento curativo consiste en calentarse cerca del fuego o al sol, usar ropas que abriguen y vivir en lugares secos haciendo una cantidad adecuada de ejercicio físico, recibir masajes por la tarde y por la noche con el estómago vacío y especialmente equilibrar y estabilizar durante un largo tiempo los humores y componentes orgánicos a través de la práctica del Yantra Yoga. De esta forma, aplicando todos los medios apropiados podemos pacificar las perturbaciones del humor Flema.

El significado de deficiencia, exceso y conflicto

El verdadero significado de deficiencia, exceso y conflicto puede explicarse del siguiente modo: en cualquier fase de la vida humana, las principales causas secundarias que alteran y perturban la condición natural de los humores y componentes orgánicos, causando enfermedades, son esos mismos humores y componentes orgánicos cuando sus naturalezas están alteradas por la deficiencia, el exceso o el conflicto. Esto se aplica a los tres períodos de la vida –infancia, madurez y vejez–; a la naturaleza de las tres estaciones; a las funciones de los seis sentidos; y a todos los comportamientos del cuerpo, la voz y la mente que no estén en armonía con la naturaleza de los humores y componentes orgánicos. Estas alteraciones de los humores y componentes orgánicos se designan como "deficiencia, exceso y conflicto".

Cómo tratar la deficiencia, el exceso y el conflicto

Comprendiendo que la vida humana está interconectada con las diversas fases de la existencia individual, con las distintas estaciones, con los diversos comportamientos del cuerpo, la voz y la mente, y con la forma en que los sentidos se relacionan con los objetos, podemos distinguir las condiciones de deficiencia, exceso o conflicto de cada uno de estos factores. Sobre la base de este conocimiento podemos intervenir con presteza en formas que refuercen lo que falta, disminuyan lo que sobra y regresen a la normalidad lo que se encuentra en conflicto.

Cómo estar en armonía con los períodos de la vida

En la infancia, el período del humor Flema, las causas secundarias que favorecen las perturbaciones de Bilis y Viento son pocas y, en consecuencia, en ese período ocurren pocos problemas de Bilis y Viento. Sin embargo, las causas secundarias para que surjan las de la Bilis son más numerosas en la madurez y aquéllas, para que surjan las del Viento, son más numerosas en la vejez. Por esta razón, durante estos períodos todas las causas de las enfermedades de Bilis y Viento que se han acumulado antes en la infancia madurarán completamente y se manifestarán claramente diversos problemas.

Del mismo modo, en la madurez, el período del humor Bilis, las causas secundarias que favorecen las perturbaciones de Viento y Flema son escasas y, en consecuencia, en ese período surgen pocos problemas de Viento y Flema. Sin embargo, las causas secundarias para que surjan desórdenes de Viento son más numerosas en la vejez, y las causas para los desórdenes de Viento y Flema acumuladas durante la vida adulta, debido a una dieta diaria inapropiada o a un comportamiento incorrecto del cuerpo, la voz y la mente, madurarán completamente en la vejez. En conclusión: debemos conocer las características de los tres períodos de la vida humana para permanecer en armonía con ellos.

El contacto de los sentidos con los objetos

Los seres humanos tienen cinco o seis órganos de los sentidos: el de la vista, el del oído, el del olfato, el del gusto, el
del cuerpo y el de la mente. Estos órganos de los sentidos experimentan continuamente sus respectivos objetos: el órgano
del sentido de la vista experimenta las formas bellas, feas o
neutras; el órgano del sentido del oído experimenta los sonidos agradables, desagradables y neutros; el órgano del sentido
del gusto experimenta los sabores buenos, malos y neutros; el
órgano del sentido del olfato experimenta los olores buenos,
malos y neutros; el órgano del sentido del cuerpo experimenta
las sensaciones táctiles suaves, ásperas y neutras; el órgano
del sentido de la mente discierne y experimenta los detalles
de las cosas.

Si el contacto de nuestros sentidos con sus respectivos objetos no se experimenta de la manera correcta sino que, compara-
do con la condición natural, se caracteriza por la deficiencia, el
exceso o el conflicto, esto puede ser la causa para la aparición
de condiciones patológicas de nuestros humores y componentes
orgánicos. Por ejemplo, una experiencia de deficiencia sería
quedarse en un cuarto oscuro en donde los ojos no pueden ver
nada, una experiencia de exceso sería mirar fija e insistente-
mente una forma atractiva, y una experiencia de conflicto sería
usar el órgano de la vista de un modo inapropiado o de un modo
que no se ajusta a la naturaleza del objeto observado.

Comportamiento del cuerpo, la voz y la mente

En nuestro comportamiento diario, con la puerta del cuerpo realizamos diversas acciones, como trabajar; con la puerta de la voz hablamos y respiramos; y con la puerta de la mente discernimos acciones positivas y negativas, nos involucramos en diversos asuntos y sentimos emociones. Si estas acciones están distorsionadas o son inapropiadas y como resultado se encuentran en deficiencia, en exceso o en conflicto, se convierten a su vez en causas secundarias capaces de perturbar la condición de los humores y componentes orgánicos, contribuyendo a que su condición natural se transforme en enfermedad. Por esta razón, el desarrollo perfecto de las condiciones que favorecen el bienestar y la estabilidad de la condición natural de los humores y componentes orgánicos, y la oportuna aplicación de los remedios requeridos –a través de la dieta, el comportamiento, la medicina y las terapias externas– para el específico factor dañino presente, nos permiten pacificar y eliminar rápidamente todas las causas secundarias adversas que perturban los humores y componentes orgánicos.

Deficiencia, exceso y conflicto

Causas secundarias de perturbaciones	Condición	Deficiencia	Exceso	Conflicto
Estación	Estación caliente (primavera y comienzos de verano)	Calor insuficiente	Calor intenso	Frío
	Estación fría (primera y segunda partes del invierno)	Frío insuficiente	Frío severo	Calor
	Estación lluviosa (última parte del verano y otoño)	Lluvia insuficiente	Mucha lluvia	Sequía
Órganos de los sentidos	El ojo que ve formas	Insuficientes estímulos sensoriales	Excesiva fijación en los estímulos sensoriales	Formas desagradables y atemorizantes (véase también págs. 110-112)
	Los oídos que oyen sonidos			Sonidos desagradables y atemorizantes
	La nariz que huele olores			Olores malos o nauseabundos
	La lengua que saborea sabores			Sabores desagradables o repugnantes
	El cuerpo que experimenta sensaciones táctiles			Objetos toscos, baños (para quien tiene una naturaleza fría) o masajes (para quien tiene una naturaleza caliente)
	La mente que está dirigida (hacia un objeto)			Puntos de vista inapropiados e incorrectos

Causas secundarias de perturbaciones	Condición	Deficiencia	Exceso	Conflicto
Comportamiento	El cuerpo que se mueve	Movimiento insuficiente	Movimiento excesivo	Hambre suprimida, aplicar esfuerzo excesivo en las funciones fisiológicas, dislocaciones corporales severas
	La voz que habla	Habla Insuficiente	Habla excesiva	Llorar, discutir, pelear
	La mente que piensa	Pensamiento insuficiente	Pensamiento excesivo	Gran tristeza

Los modos de acumulación, manifestación y pacificación de enfermedades de un único humor

La "enfermedad de un único humor" significa el incremento de un único humor alterado. Aquí "incremento" significa que, sobre la base de las causas primarias –los diversos sabores, potencialidades y cualidades de las comidas y sustancias medicinales– y de las causas secundarias, es decir, las estaciones,[32] los signos específicos de acumulación, manifestación y pacificación se manifiestan claramente en términos del desarrollo, la presencia y la desaparición de la naturaleza del humor.

32. Las estaciones a las que se hace referencia en este capítulo son las tres estaciones descritas en las páginas 101-102. Vése también la nota 31.

Las causas primarias de la acumulación del humor Viento consisten en las cualidades sutiles, ligeras, toscas y móviles típicas de ciertas comidas y sustancias medicinales. Su acumulación ocurre durante el verano, cuando el humor Viento se incrementa en los huesos y en las partes del cuerpo bajo el ombligo; su signo particular es el deseo de comidas tibias y nutritivas.

Las causas primarias de la manifestación de las enfermedades del humor Viento son las mismas cualidades sutiles, ligeras, toscas y móviles de ciertos alimentos y sustancias medicinales. Su manifestación ocurre durante la última parte del verano cuando hace menos calor, y el humor Viento se mueve hacia las sedes de la Flema y la Bilis; su signo particular es que los síntomas de los desórdenes de Viento se vuelven claramente discernibles.

Las causas primarias de la pacificación de las enfermedades de Viento son las cualidades delicadas, pesadas, caloríficas, aceitosas y estables de ciertos alimentos y sustancias medicinales. Su pacificación ocurre durante la estación de otoño cuando el humor Viento recupera su equilibrio y regresa a su propio lugar; su signo particular es el equilibrio del humor.

Las causas primarias de la acumulación del humor Bilis son las cualidades caloríficas, grasosas y agudas típicas de ciertos alimentos y sustancias medicinales. Su acumulación ocurre en la segunda parte del verano cuando hace más frío debido a las lluvias y el humor Bilis se incrementa en el cuerpo entre el corazón y el ombligo, en la sangre y en la sudoración; su signo particular es el deseo de comidas frías.

Las causas primarias de la manifestación de las enfermedades de Bilis son las mismas cualidades caloríficas, grasosas y agudas de ciertos alimentos y sustancias medicinales. Su manifestación ocurre durante el otoño cuando todavía no hace mucho frío y el humor Bilis se mueve hacia las sedes de la Flema y el Viento; su signo particular es que los síntomas del desorden de Bilis se vuelven claramente discernibles.

Las causas primarias de la pacificación de las enfermedades de Bilis son las cualidades inertes, frías, móviles, líquidas y secas de ciertos alimentos y sustancias medicinales. Su pacificación ocurre durante la primera parte del invierno cuando el humor Bilis recupera su equilibrio y regresa a su propio lugar; su signo particular es el equilibrio del humor.

Las causas primarias de la acumulación del humor Flema son las cualidades delicadas, pesadas, aceitosas, estables e inertes de ciertos alimentos y sustancias medicinales. Su acumulación ocurre durante la segunda parte del invierno, cuando éste es extremadamente frío y el humor Flema se incrementa en las partes del cuerpo por encima del corazón, en la esencia nutritiva o quilo, en la carne, la grasa, médula y fluidos generativos; su signo particular es el deseo de comidas caloríficas.

Las causas primarias de la manifestación de las enfermedades de Flema son las mismas cualidades delicadas, pesadas, aceitosas, estables e inertes de ciertos alimentos y sustancias medicinales. Su manifestación ocurre en primavera cuando ya no hace frío o hace más o menos bastante calor, y el humor Flema se mueve a las sedes del Viento y la Bilis; su signo particular es que los síntomas del desorden de Flema se vuelven claramente discernibles.

Las causas primarias de la pacificación de las enfermedades de Flema son las cualidades sutiles, calientes, ligeras, agudas, toscas y móviles de ciertos alimentos y sustancias medicinales. Su pacificación ocurre durante los comienzos del verano cuando el humor Flema recupera su equilibrio y regresa a su propio lugar; su signo particular es el equilibrio del humor.

Los modos de incremento y depleción en las enfermedades de dos humores

El incremento del desequilibrio de dos humores debido a una dieta o comportamiento equivocados se denomina "enfermedad de dos humores". En total existen dieciocho enfermedades de dos humores en forma de incremento y depleción.[33]

---

33. Las nueve enfermedades se diferencian en términos del modo del incremento y los niveles de deficiencia y marcado incremento. Ellas son tres: de igual incremento de Flema y Bilis, incremento severo de Viento; igual incremento de Flema y Viento, incremento severo de Bilis; igual incremento de Viento y Bilis, severo incremento de Flema. Las seis enfermedades son: deficiencia de Flema, incremento de Bilis, severo incremento de Viento; deficiencia de Bilis, incremento de Flema, severo incremento de Viento; deficiencia de Flema,

Los modos de incremento y depleción
en las enfermedades de los tres humores juntos

La desviación de su nivel natural y la perturbación de los tres humores, desequilibrados debido a una dieta o comportamiento equivocados, se denomina "enfermedades de los tres humores juntos". En total hay veintiséis enfermedades de los tres humores juntos en forma de incremento y depleción.[34]

---

incremento de Viento, severo incremento de Bilis; deficiencia de Viento, incremento de Bilis, severo incremento de Flema; deficiencia de Viento, incremento de Flema, severo incremento de Bilis; deficiencia de Bilis, incremento de Viento, severo incremento de Flema. Las nueve enfermedades se diferencian en términos del modo de depleción y los niveles de deficiencia y deficiencia severa. De éstas, tres son: igual depleción de Flema y Bilis con severa depleción de Viento; igual depleción de Flema y Viento con severa depleción de Bilis; igual depleción de Viento y Bilis con severa depleción de Flema. Seis son: Flema equilibrada, depleción de Bilis, severa depleción de Viento; Flema equilibrada, depleción de Viento, severa depleción de Bilis; Bilis equilibrada, depleción de Flema, severa depleción de Viento; Bilis equilibrada, depleción de Viento, severa depleción de Flema; Viento equilibrado, depleción de Flema, severa depleción de Bilis; Viento equilibrado, depleción de Bilis, severa depleción de Flema.

34. Las veintiséis enfermedades de los tres humores (*'dus pa'i nad*) juntos en la forma de incremento y depleción son las siguientes: igual incremento de los tres humores (seis en términos de grados extremo, medio y débil de su incremento); incremento extremo de Viento, incremento medio de Flema, incremento débil de Bilis; incremento extremo de Viento, incremento medio de Bilis, incremento débil de Flema; incremento extremo de Bilis, incremento medio de Flema, incremento débil de Viento; incremento extremo de Bilis, incremento medio de Viento, incremento débil de Flema; incremento extremo de Flema, incremento medio de Bilis, incremento débil de Viento; incremento extremo de Flema, incremento medio de Viento, incremento débil de Bilis. Las tres enfermedades con un humor severamente incrementado: incremento de Flema y Bilis, severo incremento de Viento; incremento

Los modos de combinación del incremento y la depleción en las enfermedades de los tres humores juntos

En total existen doce enfermedades de los tres humores juntos como resultado de las combinaciones de incremento y depleción. Hay seis combinaciones en las que uno de los tres humores está equilibrado, uno incrementado y el otro consumido:

- Viento equilibrado con un incremento de Flema y depleción de Bilis.

---

de Viento y Flema, severo incremento de Bilis; incremento de Viento y Bilis, severo incremento de Flema. Las tres enfermedades con dos humores severamente incrementados: incremento de Flema con severo incremento de Viento y Bilis; incremento de Bilis con severo incremento de Viento y Flema; incremento de Viento con severo incremento de Flema y Bilis. Éstas son las trece enfermedades de los tres humores juntos que se diferencian en términos del modo en que se incrementan. Igual depleción de todos los tres humores (seis en términos del grado extremo, medio y débil de seriedad de su depleción): depleción extrema de Viento, depleción media de Flema, depleción débil de Bilis; depleción extrema de Viento, depleción media de Bilis, depleción débil de Flema; depleción extrema de Bilis, depleción media de Flema, depleción débil de Viento; depleción extrema de Bilis, depleción media de Viento, depleción débil de Flema; depleción extrema de Flema, depleción media de Bilis, depleción débil de Viento; depleción extrema de Flema, depleción media de Viento, depleción débil de Bilis. Tres enfermedades con seria depleción de un humor: depleción de Flema y Bilis, seria depleción de Viento; depleción de Flema y Viento, seria depleción de Bilis; depleción de Viento y Bilis, seria depleción de Flema. Tres enfermedades con seria depleción de dos humores: depleción de Flema con seria depleción de Viento y Bilis; depleción de Bilis con seria depleción de Viento y Flema; depleción de Viento con seria depleción de Flema y Bilis.

- Viento equilibrado con un incremento de Bilis y depleción de Flema.
- Bilis equilibrada con un incremento de Flema y depleción de Viento.
- Bilis equilibrada con un incremento de Viento y depleción de Flema.
- Flema equilibrada con un incremento de Viento y depleción de Bilis.
- Flema equilibrada con un incremento de Bilis y depleción de Viento.

Hay tres combinaciones en las que uno de los tres humores está consumido y dos incrementados:

- Depleción de Viento con exceso de Bilis y Flema.
- Depleción de Bilis con exceso de Viento y Flema.
- Depleción de Flema con exceso de Bilis y Viento.

Finalmente hay tres combinaciones en las que dos humores están consumidos y uno incrementado:

- Depleción de Viento y Bilis con incremento de Flema.
- Depleción de Flema y Bilis con incremento de Viento.
- Depleción de Viento y Flema con incremento de Bilis.

Enfermedades críticas

Las enfermedades críticas[35] son enfermedades que, como consecuencia de una dieta o comportamiento equivocados, se basan en una enfermedad previamente existente, la cual perturbó los humores y componentes orgánicos. En total existen veintisiete tipos principales de enfermedades críticas.[36] Estas

35. Enfermedades "críticas" *(bla gnyan can)*: *bla* denota la energía vital *(srog)* y *gnyan can* denota el "peligro que se constituye", es decir, para la fuerza de vida (Wangdü, *gSo ba rig pa'i tshig mdzod gyu thog dgongs rgyan*, Mi rigs dpe skrung khang, Beijing, 1982, pág. 832).

36. Entre los veintisiete tipos principales de enfermedades críticas, nueve son enfermedades invasivas caracterizadas por la penetración de un humor en la sede de otro. Éstas son: la Flema que invade las sedes del Viento; la Flema y la Bilis que invaden las sedes del Viento; la Bilis que invade las sedes del Viento; el Viento que invade los sitios de la Bilis; la Flema que invade los sitios de la Bilis; la Flema y el Viento que invaden las sitios de la Bilis; el Viento que invade las sedes de la Flema; la Bilis que invade las sedes de la Flema; el Viento y la Bilis que invaden las sedes de la Flema.

Nueve son enfermedades transformadas causadas por la perturbación de un humor que no ha sido pacificado: un desorden de Viento que no ha sido curado y que se transforma en una enfermedad de Bilis; un desorden de Viento que no ha sido curado y que se transforma en una enfermedad de Flema; una perturbación de Viento que no ha sido curada y que se transforma en una enfermedad de Flema y Bilis; una perturbación de Bilis que no ha sido curada y que se transforma en una enfermedad de Viento; una perturbación de Bilis que no ha sido curada y que se transforma en una enfermedad de Flema; una perturbación de Bilis que no ha sido curada y que se transforma en una enfermedad de Flema y Viento; una perturbación de Flema que no ha sido curada y que se transforma en una enfermedad de Viento; una perturbación de Flema que no ha sido curada y que se transforma en una enfermedad de Bilis; una perturbación de Flema que no ha sido curada y que se transforma en una enfermedad de Viento y Bilis.

Nueve son enfermedades de choque causadas por un choque mutuo entre humores: el Viento usurpando las sedes de la Bilis y chocando con la

enfermedades manifiestan muchos síntomas o signos de los que puede deducirse que un humor "que perturba" ha invadido la sede de otro humor, se ha transformado en la enfermedad de otro humor o se ha apropiado de la sede de otro humor. Cuando esto ocurre, el doctor, una vez diagnosticada la enfermedad según su localización y así sucesivamente, debe tener mucho cuidado puesto que es posible que el tratamiento contribuya a agravar la enfermedad. Por ejemplo, cuando los síntomas de Viento se manifiestan como resultado de la invasión de la sede de la Bilis por el humor Viento, es necesario aplicar principalmente un tratamiento para la perturbación del humor Viento. Cuando se manifiestan síntomas de un desorden de Viento que no ha sido curado y se ha transformado en una enfermedad de la Bilis, es necesario aplicar sobre todo un tratamiento para el desorden de Viento. También cuando se manifiestan síntomas de Bilis como resultado de que el Viento ha tomado la sede de la Bilis y choca con ésta, es necesario aplicar principalmente un tratamiento para el desorden de Viento. Así pues, identificando el "humor que perturba"

Flema; el Viento usurpando las sedes de la Flema y chocando con la Bilis; el Viento permaneciendo en su propia sede y chocando con la Flema y la Bilis; la Bilis usurpando las sedes del Viento y chocando con la Flema; la Bilis usurpando las sedes de la Flema y chocando con el Viento; la Bilis permaneciendo en su propia sede y chocando con la Flema y el Viento; la Flema usurpando las sedes del Viento y chocando con la Bilis; la Flema usurpando las sedes de la Bilis y chocando con el Viento; la Flema permaneciendo en su propia sede y chocando con la Bilis y el Viento.

y aplicando el remedio apropiado, todas estas enfermedades "críticas" pueden curarse.

Cómo observar un comportamiento diario correcto

Como se ha explicado claramente, los humores y los componentes orgánicos son la base de nuestro cuerpo y de su condición, desde el momento de la concepción hasta el momento presente. Sobre la base de esta correcta comprensión debemos procurar observar un comportamiento diario correcto. Todos los días debemos tratar de mantener los tres humores en su estado natural no perturbado y hacer esto en forma tal como para que todas nuestras acciones beneficien nuestra salud. Si alguna causa secundaria al hacerse predominante ocasiona un riesgo de enfermedad, debemos tratar de evitar que se transforme en enfermedad y pacificarla. Debemos curar rápidamente aquellas enfermedades que ya se hayan manifestado recurriendo a la dieta, el comportamiento, las medicinas o las terapias externas que sean necesarios. Usando los métodos de dieta y comportamiento debemos procurar, cn todas las formas posibles, poner fin a las enfermedades de los humores alterados y volverlos a su condición natural. Es extremadamente importante mantener continuamente presencia y conciencia de estos principios.

La capacidad de aplicar una dieta y comportamiento correctos en la vida diaria mantendrá equilibrados los humores y componentes orgánicos. La armonía de los humores y componentes orgánicos nos garantiza una vida saludable. Más aún, el equilibrio de las fuerzas de los elementos del cuerpo dificultará que las fuerzas de los elementos del medio ambiente externo nos perjudiquen. Evitando que la condición interna de la mente sea gobernada por la modorra, la agitación y el torpor, seremos capaces de vivir con facilidad en una condición natural de relajación, pacífica y feliz. Por esta razón debemos evitar aquellas comidas que, sobre la base de nuestra experiencia directa, hemos reconocido como inadecuadas para nuestra constitución individual. Con respecto a nuestra nutrición, también debemos evitar aquellas combinaciones dañinas de alimentos descritas en los textos médicos, que una vez ingeridas, perjudican a nuestro cuerpo como un veneno.

Combinaciones dañinas de alimentos

En general, con respecto a la nutrición, ciertas combinaciones de alimentos son inapropiadas para nuestra constitución. Las principales son:

- Yogur que no está completamente fermentado y bebidas alcohólicas recién fermentadas.
- Pescado y leche.

- Leche y fruta.
- Huevos y pescado.
- Guisantes cocidos y melazas.
- Guisantes cocidos y yogur.
- Hongos y aceite de mostaza.
- Aves de corral y yogur.
- Miel y aceite de sésamo.
- Miel y sal.
- Beber agua fría después de haber comido mantequilla derretida.
- Carne y leche o yogur.
- Carne y comidas ácidas.
- Comidas ácidas y leche.
- Comer sin haber digerido la comida anterior.

Éstas son combinaciones de alimentos malsanas, y, por lo tanto, debemos evitarlas siempre. Además debemos abstenernos de alimentos que sean inapropiados para nuestra constitución individual.

Los aspectos beneficiosos y perjudiciales de los alimentos

Cualquier tipo de comida sólida o líquida, todas las bebidas, y los sabores y cualidades de la mayoría de los alimentos, tienen la doble función beneficiosa-perjudicial o la triple función beneficiosa-perjudicial-neutra. En lo que respecta a la doble función, la parte beneficiosa de la comida armoniza algunos aspectos de nuestro organismo y contribuye a su salud, mientras que la parte perjudicial se convierte en una causa secundaria que perturba otros aspectos de nuestro cuerpo y daña la salud.

Hay seis categorías de comida sólida, comida líquida y bebidas: cereales y legumbres, carne, aceites y grasas, vegetales que son comida sólida, diversos tipos de comidas líquidas cocidas y picantes, y bebidas.

Cereales y legumbres

La variedad de cereales y legumbres comestibles que existen en los diferentes países es tan grande que aquí no es posible enumerarlos todos. La siguiente tabla proporciona ejemplos generales del beneficio y el perjuicio que se derivan del consumo de algunos cereales y legumbres según sus sabores, cualidades y propiedades.

Tipo	Sabor	Cualidad	Características
Arroz	Dulce	Aceitoso, delicado, fresco, ligero	Cura perturbaciones de los tres humores, incrementa la actividad sexual, detiene la diarrea y el vómito
Mijo	Dulce	Pesado y fresco	Fortifica el organismo, cura las fracturas
Cebada y mijo tempranos[37]	Dulce	Fresco, ligero y tosco	Estimula el apetito
Trigo	Dulce	Pesado y fresco	Nutritivo, cura las perturbaciones del Viento y la Bilis
Cebada	Dulce	Pesado y frío	Incrementa el volumen de las heces, aumenta en gran medida el vigor físico
Cebada pequeña con cáscara y seda (un cereal similar a la avena)	Dulce	Fresco y ligero	Cura las perturbaciones combinadas de Flema y Bilis
Guisantes y judías	Astringente y dulce	Fresco, ligero y sutil	Vasoconstrictor, detiene la diarrea, cura la fiebre y las perturbaciones de Flema
Habas			Cura las perturbaciones combinadas de Viento y Flema, expectorante, facilita la respiración, cura las hemorroides, cura las llamadas "piedras seminales".[38] Ocasiona perturbaciones de sangre y Bilis

37. Cebada y mijo que están listos al cabo de sesenta días.
38. Piedras seminales (*khu ba'i rde'u*): posiblemente una formación tumoral en las vesículas seminales.

Tipo	Sabor	Cualidad	Características
Judías / frijoles / porotos / caraotas rojinegras[39]			Cura dolencias de Viento, Flema y Bilis, refuerza la capacidad reproductiva
Lentejas	Astringente y dulce		Contribuye al incremento del Viento, la Bilis y la Flema
Sémola (skyo ma)			Ayuda a curar el impétigo, la gota y las dolencias de la sangre
Sésamo / ajonjolí		Pesado y caliente	Aumenta la potencia sexual, cura perturbaciones del Viento
Linaza	Dulce	Aceitoso y delicado	Ayuda a curar perturbaciones del Viento
Trigo sarraceno		Fresco y ligero	Cura todo tipo de úlceras y heridas, incrementa el Viento, la Bilis y la Flema.

Estos y todos los otros cereales y legumbres cuando están frescos y no secos son por naturaleza pesados, mientras que maduros, secos o sazonados son de naturaleza ligera, y hervidos o asados son aún más ligeros. En suma, el arroz, el mijo y otros cereales de espiga, así como las legumbres que como los guisantes son dulces y tienen sabor dulce también en el tracto digestivo, aumentan la potencia sexual y la fuerza física y son muy efectivos para curar perturbaciones de Viento; sin embargo, tienen el defecto de incrementar la Flema.

39. Judías / frijoles / porotos / caraotas rojinegras (*ma sha/ ma sha ka*): son pequeñas, y mitad rojas y mitad negras.

Carne

En los distintos países hay una gran variedad de carnes animales comestibles; la siguiente tabla (en las págs. 130-131) proporciona ejemplos generales del beneficio y el daño que se derivan de consumir ciertas carnes, según sus sabores, cualidades y propiedades.

Todos los tipos de carne tienen una naturaleza fresca cuando están frescos; cuando se los madura adquieren una cualidad calorífica y nutritiva. La carne curada durante un año es eficaz para sedar el humor Viento e incrementar el calor metabólico. Las carnes crudas, congeladas y a la parrilla son todas de naturaleza pesada y difíciles de digerir. Las carnes secas y hervidas son de naturaleza ligera y fáciles de digerir. En suma, la mayoría de las carnes son de sabor dulce y conservan este sabor también en el tracto digestivo.

Existen diferencias debido al hábitat de los animales: la carne de animales que viven en lugares secos es fresca, ligera y de naturaleza tosca; cura la fiebre causada por perturbaciones combinadas de Viento y Flema. La carne de animales que viven en sitios húmedos es grasosa, pesada y de naturaleza calorífica; combate afecciones gástricas, problemas que se desarrollan alrededor de las regiones lumbar y renal y enfermedades de naturaleza fría asociadas con el desequilibrio del Viento. La carne de los animales anfibios posee ambas cualidades.

La carne de depredadores y de pájaros que comen carne cruda es tosca, ligera y de naturaleza calorífica; desarrolla el calor metabólico, hace que los tumores mermen, incrementa la masa muscular y cura las perturbaciones de naturaleza fría.

Tipo	Sabor	Cualidad	Características
Carnero	Dulce	Grasosa y calorífica	Incrementa el vigor físico, mejora los componentes orgánicos, estimula el apetito, cura perturbaciones de Viento y Flema
Cabra	Dulce	Pesada y refrescante	Ayuda a curar enfermedades de transmisión sexual, la viruela y las quemaduras; tiene el defecto de incrementar el Viento, la Bilis y la Flema
Vaca	Dulce	Refrescante y grasosa	Cura la fiebre debida a perturbaciones de Viento
Caballo, asno salvaje y mula	Dulce		Detiene la supuración, y combate el dolor de las regiones renal y lumbar, las enfermedades de naturaleza fría y los desórdenes linfáticos
Cerdo	Dulce	Refrescante y ligera	Cura heridas y úlceras, elimina las perturbaciones de Flema oscura[40]
Búfalo	Dulce		Engorda, incrementa el sueño
Yak	Dulce	Grasosa y calorífica	Combate perturbaciones de Viento debidas a condiciones frías
Aves de corral y de caza	Dulce		Cura úlceras y heridas, aumenta el esperma

40. La categoría de perturbaciones denominada "flema oscura" (*bad kan smug po*) comprende desórdenes vinculados a la sangre, la linfa y los tres humores con síntomas tales como el exceso de acidez, la digestión difícil, las úlceras y los tumores viscerales.

Tipo	Sabor	Cualidad	Características
Pavo real	Dulce		Ayuda a curar las enfermedades de los ojos y la ronquera, rejuvenece a los ancianos
Yak salvaje	Dulce		Cura las enfermedades de estómago e hígado y las enfermedades de naturaleza fría, desarrolla el calor metabólico
Ungulados salvajes	Dulce	Refrescante y ligera	Combate la fiebre debida a perturbaciones de dos humores
Liebre, conejo	Dulce	Tosca	Incrementa el calor corporal, detiene la diarrea
Marmota	Dulce	Grasosa y pesada	Cura los abscesos, mitiga las perturbaciones de Viento ligadas a condiciones frías, las perturbaciones gástricas y los dolores en las regiones renal y lumbar; cura el dolor de cabeza
Nutria	Dulce		Mejora el desempeño sexual, cura el dolor en los riñones y región lumbar, combate las perturbaciones frías
Pescado	Dulce		Cura los problemas gástricos, estimula el apetito, mejora la vista, cura los desarreglos de Flema que ocasionan úlceras y abscesos

Aceites y grasas

Existe una gran variedad de aceites y grasas; entre ellos, la tabla en las págs. 132-133 da ejemplos generales de cómo, según sus sabores, cualidades y propiedades, su consumo produce beneficio o daño.

En suma, en los textos médicos tibetanos se describen claramente los siguientes beneficios de aceites y grasas: «Los aceites y grasas tienen la buena cualidad de desarrollar el calor metabólico interno de la gente que los ingiere, limpian las vísceras, fortalecen los componentes orgánicos, desarrollan el vigor, incrementan el brillo, estabilizan la función de los sentidos y, aplicados externamente, rejuvenecen a los ancianos, y así sucesivamente».

El excelente fruto del olivo, del que se extrae el aceite de oliva, ahora ampliamente usado en Occidente, es un tipo de mirobálano émblico;[41] por lo tanto, su aceite tiene grandes cualidades beneficiosas.

Tipo	Sabor y cualidad	Características
Mantequilla fresca	Dulce y refrescante	Incrementa la potencia sexual, proporciona brillo y fuerza físicas, cura la fiebre debida al desequilibrio de la Bilis
Mantequilla madurada		Beneficiosa en casos de locura, epilepsia y desmayos
Mantequilla clarificada		Efectiva para promover la inteligencia aguda, aclarar la memoria, e incrementar el fuego metabólico, la fuerza física y la longevidad
Leche de animales que han parido recientemente, queso		Estimula el apetito, provoca estreñimiento, cura perturbaciones de Flema

41. Mirobálano émblico (*skyu ru ra*) es un pequeño fruto ácido ampliamente usado en la medicina tibetana y el ayurveda.

Tipo	Sabor y cualidad	Características
Crema adherida al envase de la mantequilla o manteca de leche[42]		Ayuda a curar perturbaciones de Viento y Flema combinados, desarrolla el calor metabólico
Mantequilla de leche de dri[43] y de oveja		Es efectiva para curar perturbaciones de Viento asociadas a enfermedades frías
Mantequilla de dzomo[44]	Equilibrada y refrescante	Ayuda a curar las fiebres debidas al desequilibrio de Viento
Aceite de sésamo / ajonjolí	Caliente y agudo	Ayuda a la gente delgada a aumentar de peso y a los gordos a bajar de peso, tonifica la carne, mitiga las perturbaciones de Viento y Flema combinados
Aceite de mostaza		Efectivo para curar perturbaciones de Viento; tiene el defecto de incrementar la Flema y la Bilis
Tuétano		Cura las perturbaciones de Viento, aumenta el líquido seminal; tiene el defecto de incrementar la Flema
Grasa animal		Alivia los dolores de las articulaciones, cura las quemaduras, combate las perturbaciones de Viento, mitiga los dolores de oído y las migrañas, ayuda a curar enfermedades ginecológicas

42. Un tipo de crema (*zo mar*) que se forma en los lados de los contenedores en donde se guarda la leche. Los tibetanos nómadas sumergen paletas de madera en la leche y después de un tiempo esta crema se les adhiere.

43. Dri (*'bri*) es la contraparte femenina del yak (*g.yag*).

44. *Dzomo* (*mdzo mo*) es la hembra que resulta de la unión de un yak y una vaca.

Vegetales

Una gran variedad de vegetales crece en distintos países. La siguiente tabla (de las págs. 134-136) da ejemplos generales de cómo del consumo de ciertos vegetales, según sus sabores, cualidades y propiedades, se derivan beneficios y daños.

En suma, los vegetales de sabor acre, como la cebolla, son eficaces para curar las perturbaciones de Flema, Viento y aquellas cuya naturaleza es fría.

Vegetales amargos como el diente de león son efectivos para superar fiebres asociadas con los desórdenes de Bilis.

Los vegetales que crecen en sitios secos tienen una cualidad cálida y ligera, y son efectivos para eliminar perturbaciones de naturaleza fría.

Los vegetales que crecen en lugares húmedos tienen una cualidad fresca y pesada, y son efectivos para curar las perturbaciones de naturaleza caliente.

Los vegetales secos tienen una naturaleza cálida y ligera, y son efectivos para eliminar las perturbaciones de naturaleza fría, mientras que los vegetales crudos tienen una cualidad fresca y pesada, y son efectivos para curar enfermedades de naturaleza caliente.

Tipo	Sabor y cualidad	Características
Cebolla	Caliente	Incrementa el sueño, estimula el apetito, cura las perturbaciones de Viento y Flema combinadas
Ajo	Pesado y fresco	Cura las enfermedades bacterianas, combate las perturbaciones de Viento asociadas con fiebre
Brotes de ajo	Pesado y fresco	Combate las perturbaciones de naturaleza caliente y las perturbaciones de Viento
Nabo picante tierno	Ligero y caliente	Incrementa el calor metabólico, detiene la diarrea
Nabo picante muy maduro	Pesado y fresco	Tiene el defecto de incrementar la Flema
Nabo dulce	Pesado y fresco	Protege contra la intoxicación por alimentos y otros tipos de intoxicaciones
Ajo de montaña		Difícil de digerir, provoca pérdida del apetito
Malva		Incrementa la Flema gástrica y el calor del líquido seminal, contrarresta la retención de líquidos, detiene la diarrea
Arisema (*Arisaema Triphyllum*)		Cicatriza heridas y quemaduras; incrementa la Flema y la Bilis
Sayón (*Chenopodium*)		Laxante; perjudicial para la vista

Tipo	Sabor y cualidad	Características
Sayón rojo		Combate las perturbaciones de Viento, Bilis y Flema
Hongos		Efectivos para curar inflamaciones y úlceras; incrementan la presión arterial en las personas proclives a ello
Cerraja blanca y amarilla	Fresca	Cura las perturbaciones de Bilis y las enfermedades de naturaleza caliente
Jengibre fresco		Cura las enfermedades de naturaleza caliente, fiebres causadas por Bilis y migraña
Ruibarbo y hojas de ruibarbo		Elimina las perturbaciones de Flema, estimula el apetito

Frutas

Cada país tiene sus condiciones particulares, y por lo tanto existe una variedad notable de frutas comestibles. A continuación se dan ejemplos generales de qué beneficios y daños se derivan de los sabores, cualidades y propiedades de ciertas frutas.

- Las manzanas son dulces y ácidas y, por esta razón, son un remedio efectivo para curar el gorgoteo intestinal y los problemas de los intestinos delgado y grueso.

- Las uvas son eficaces para curar enfermedades pulmonares y eliminar la fiebre.
- La granada cura todos los problemas digestivos, desarrolla el calor digestivo, sana todas las enfermedades de Flema y las perturbaciones de naturaleza fría.
- Las nueces curan las perturbaciones de Viento y favorecen el estiramiento de las extremidades contraídas (deformidades causadas por la artritis o la parálisis).
- Los nísperos curan las perturbaciones pulmonares y ayudan a expectorar.
- Los melocotones y duraznos son eficaces para el crecimiento del cabello y del vello corporal y para reabsorber la linfa.

Ingredientes y especias usados en la preparación de comidas

Debido a las distintas costumbres en los diversos países existe una gran variedad de comidas preparadas. En la tabla de las páginas 140-141 se enumeran ejemplos generales del beneficio y el daño que se derivan del consumo de comidas preparadas según sus sabores, cualidades y propiedades. Algunos de los ingredientes y especias que se usan en la preparación de comidas tienen las siguientes propiedades:

- La miel es un remedio efectivo para los desórdenes de Viento y linfáticos.[45]
- El azúcar mitiga las enfermedades de naturaleza caliente de sangre y Bilis.
- La melaza de caña de azúcar es un buen remedio para las enfermedades de naturaleza fría asociadas con los desequilibrios de Viento.
- La sal da sabor a la comida, incrementa el calor metabólico, facilita la digestión y la evacuación de las heces pero, al mismo tiempo, incrementa la presión sanguínea de quienes tienen tendencia a sufrir de esta dolencia.
- El anís da sabor a la comida y es un excelente remedio para bajar la fiebre debida a las perturbaciones de Viento, para el envenenamiento y para los problemas de los ojos.
- La pimienta de Sechuán da sabor a la comida y es un excelente vasodilatador, pero tiene el defecto de incrementar la Flema y el Viento.
- El jengibre da sabor a la comida, estimula el apetito, desarrolla el calor metabólico y sirve para superar las perturbaciones de Flema y Viento.

---

45. La linfa (*chu ser*) es un fluido viscoso rojo-naranja, mezcla del componente puro, amarillo, del líquido de la Bilis y el componente residual rojo-sangre. La linfa se encuentra en varias partes del cuerpo: en la piel, los huesos y los órganos internos, pero principalmente entre los músculos y la piel y en las articulaciones.

- El cardamomo da sabor a la comida y es efectivo para curar perturbaciones de los riñones y enfermedades de naturaleza fría.

- El cilantro da sabor a la comida y es un remedio efectivo contra la Flema gástrica y las perturbaciones de naturaleza caliente.

- El pimiento largo de la India (*Capsiacum Oblongius*) da sabor a la comida y es un remedio efectivo para todas las enfermedades de naturaleza fría.

- La pimienta da sabor a la comida, incrementa el calor metabólico y es un remedio efectivo para todas las enfermedades de naturaleza fría.

- La canela da sabor a algunas comidas y tiene la virtud de curar las enfermedades del estómago y el hígado y las perturbaciones de naturaleza fría asociadas con el desequilibrio del Viento.

- La nuez moscada da sabor a ciertas comidas, tiene la virtud de curar desequilibrios del humor Viento y problemas cardíacos.

- Los clavos de olor dan sabor a ciertas comidas y son un remedio para los problemas de los vasos sanguíneos vitales (la aorta y la vena cava) y las perturbaciones de naturaleza fría asociadas con el desequilibrio de Viento.

Comidas preparadas

Tipo	Sabor y cualidad	Características
Sopa aguada de arroz	Muy ligera	Cura la disentería, calma la sed, cura la náusea, elimina los excesos de Viento, Bilis y Flema, facilita la digestión, promueve el equilibrio de los componentes orgánicos, incrementa el calor, tonifica los vasos sanguíneos
Sopa espesa de arroz		Aplaca el hambre y la sed, es beneficiosa en los casos de debilidad física, elimina la náusea, alivia el estreñimiento, incrementa el calor, detiene el avance de las enfermedades
Sopa muy espesa de arroz		Es un remedio efectivo para detener la diarrea, estimular el apetito, aplacar la sed
Arroz hervido	Ligero	Fácil de digerir
Leche hervida con harina de cebada tostada	Pesada	Impide las perturbaciones de Viento
Arroz tostado		Detiene la diarrea, cura las fracturas de huesos
Sopa de cereales recogidos antes de su maduración[46] y sopa de cebada		Excelente para revigorizar el organismo; obstruye la circulación sanguínea y disminuye el calor metabólico
Sopa de cebada tostada	Ligera, delicada, tibia	Es siempre excelente para el estómago

46. En tibetano, *srus thug*: las espigas de los cereales, recolectadas antes de su maduración y preparadas en sopa.

Tipo	Sabor y cualidad	Características
Harina fría de cebada tostada	Pesada	Incrementa el vigor físico
Potaje de cebada tostada	Ligera y delicada	Fácil de digerir
Caldo de carne	Pesado	Es un remedio efectivo para las perturbaciones de Viento, revigoriza al débil
Bollos de harina de cebada tostada[47]		Excelente remedio para los desequilibrios de Viento
Sopa de ortigas		Excelente para desarrollar el calor y curar las perturbaciones de Viento; ocasiona perturbaciones de Flema y Bilis

Todas las comidas congeladas y extremadamente frías tienen el defecto de destruir el calor digestivo y, por lo tanto, es importante evitarlas.

Bebidas

Una gran variedad de bebidas se toman ampliamente en diversos países. La siguiente tabla en las páginas 143-144 da ejemplos generales del beneficio y el daño que se derivan del consumo de bebidas según sus sabores, cualidades y propiedades.

---

47. En tibetano, *zan skam*: pequeñas bolas de masa de cebada tostada que se dejan secar y luego se hierven.

La leche es dulce, un sabor que se mantiene también durante la digestión, y tiene una cualidad grasosa, de modo que incrementa el brillo físico y desarrolla los componentes orgánicos y el esperma. Puesto que es pesada y fría, la leche cura las perturbaciones de Viento y Bilis, pero tiene el defecto de incrementar la Flema.

- La leche recién ordeñada es un néctar que desarrolla los componentes orgánicos del cuerpo.
- La leche ordeñada el día anterior es de naturaleza fría; es pesada y fresca y promueve el incremento de bacterias y Flema. Cuando se hierve adquiere una cualidad ligera y calorífica. Si se condensa se vuelve pesada y, por lo tanto, difícil de digerir.
- La leche que no ha sido hervida es de naturaleza pesada y fresca y promueve el incremento de bacterias y Flema. La leche hervida es de naturaleza ligera y tibia. Si se hierve por largo tiempo de modo que se condensa se vuelve difícil de digerir. La leche caliente recién hervida es un néctar.
- La leche descremada tiene una cualidad tosca y fresca.
- El suero de leche fresco es astringente y tiene sabor ácido y su cualidad es ligera. Por lo tanto, incrementa el calor metabólico, cura tumores, hidropesía y enfermedades del bazo, hemorroides, retención urinaria, pérdida de apetito, anemia, indigestión causada por comidas grasosas e intoxicaciones por venenos compuestos.

Todos los tipos de yogur son de sabor ácido que mantienen durante la digestión y tienen una cualidad fresca, grasosa y pesada. Por esta razón, el yogur es un remedio efectivo para los desórdenes de Viento y heces duras; estimula el apetito y combate las enfermedades contagiosas asociadas con enfermedades frías, la gripe y el resfriado común causados por un desequilibrio de los elementos, retención urinaria y diarrea. Sin embargo, ocasiona excesivo incremento de grasa, esperma y Flema y provoca tanto perturbaciones de Bilis, que dañan la sangre, como edemas.

Leche

Leche	Cualidad	Características
Leche de vaca	Fresca	Se prescribe en casos de hemorragias pulmonares, tuberculosis, enfermedades de la Bilis que dañan la sangre, gripe prolongada, el orinar en exceso, dificultades respiratorias, catarro, agotamiento debido al hambre y la sed, mareos e intoxicaciones; aumenta la producción de leche materna, infunde coraje y mantiene la salud
Leche de cabra	Fresca	La leche de cabra es ligera y fresca. Es un remedio excelente para las enfermedades que causan sed, las enfermedades contagiosas, dificultades respiratorias, dolencias de la sangre y fiebres debidas a las perturbaciones de Bilis
Leche de oveja	Calorífica	Muy nutritiva, ayuda a superar perturbaciones de Viento; contraindicada para enfermedades del corazón, problemas respiratorios e infecciones bacterianas; incrementa la Flema y la Bilis

Leche	Cualidad	Características
Leche de *Dri*	Calorífica	Ayuda a curar perturbaciones de Viento; contraindicada para aquellos afectados por enfermedades de Flema y Bilis
Leche de *Dzomo*	Cualidades frescas y caloríficas equilibradas	Adecuada para cualquier constitución y muy beneficiosa para la salud
Leche de elefanta	Muy estable	
Leche de búfala	Muy pesada y fresca	Fácil de digerir, cura el insomnio
Leche de yegua y de burra	Picante, ácida y salada	Beneficiosa en la cura de enfermedades pulmonares; excelente para eliminar perturbaciones secundarias de Viento; lo pone a uno torpe
Leche de camella	Ligeramente tosca y calorífica, muy salada y ligera	Cura la disentería debida a la Flema y el Viento; infecciones bacterianas, edemas, hidropesía y enfermedades del recto
Leche humana		Cura las perturbaciones de Viento, Bilis y sangre; usada en gotas cura afecciones de la nariz; usada para lavarse los ojos cura enfermedades de la vista; aplicada tópicamente cura las heridas.

- El yogur preparado con leche descremada es eficaz para curar la gripe y el resfriado común causado por un desequilibrio de los elementos; remedia las afecciones acompañadas de fiebre debida a un trauma y detiene la diarrea, pero es ligeramente dañino para el humor Viento.

- El yogur hecho con leche entera es un veneno si se come por la noche durante la primavera, los comienzos del verano y el otoño. El yogur que se come en estas estaciones

debe acompañarse de: mantequilla, azúcar, miel o mirobálano émblico en polvo. En cualquier caso, comer yogur
regularmente, y en particular antes de irse a acostar, puede
ser una causa secundaria que produzca gripe, enfermedades de la sangre, erisipelas, lepra, anemia y vértigos.

- El suero del yogur es similar a la leche descremada o
a una comida líquida. Es de una cualidad muy ligera y
sus beneficios son parecidos a los del suero de leche; en
particular es un excelente remedio para la diarrea; facilita
la defecación y limpia los vasos sanguíneos.

- El queso fresco, es decir, el producto sólido, filtrado, de
la fermentación de la mezcla de suero de leche y leche,
tiene una cualidad pesada; incrementa la fuerza física y
la producción de semen, pero causa somnolencia, incrementa la Flema y endurece las heces.

- La leche ordeñada de una vaca u otro animal doméstico
que recién acaba de parir es de una cualidad pesada y,
por lo tanto, tiene propiedades parecidas a las del queso
fresco.

- La mantequilla que se forma dentro de los contendores
que se usan para recoger y conservar la leche tiene una
cualidad pesada y produce el mismo beneficio y el mismo
daño que el queso fresco.

- El suero, residuo de la producción de queso fresco, no
incrementa el Viento y la Bilis y es un buen remedio para
el exceso de Flema.

- El queso tiene una cualidad pesada y, por lo tanto, produce el mismo beneficio y daño que el queso fresco.
- El yogur cocido tiene el beneficio de endurecer las heces y detener la disentería acompañada de fiebre.

El agua puede ser de distintos tipos:

- El agua de lluvia tiene una naturaleza fría y ligera y tiene muchas excelentes cualidades: buen sabor, calma la sed y es saludable, etcétera. Sin embargo, en nuestros días el aire y la atmósfera no son tan limpios como eran en el pasado y es difícil que el agua de lluvia tenga ya esas buenas cualidades.
- El agua de glaciar es de naturaleza fría y estable; es un remedio para las perturbaciones de Viento y Bilis, pero tiene el defecto de contribuir al reumatismo en las piernas[48] y a los problemas cardíacos.
- El agua pura que emana de áreas no contaminadas, soleadas, con mucho viento, es buena para el cuerpo y tiene muchas excelentes cualidades.
- El agua estancada cubierta de una capa eflorescente o con maleza y hojas, sombreada por árboles, salobre o sucia

---

48. Reumatismo en las piernas (*rkang bam*): una enfermedad que, a pesar de su nombre, puede aparecer en diversas partes del cuerpo. Según la medicina tibetana, esta enfermedad puede deberse a diversas causas; por ejemplo, a un tratamiento errado para una perturbación de sangre, hidropesía, una enfermedad contagiosa, un trauma o por beber agua contaminada.

de heces u orina humanas o animales, tiene el defecto de provocar todo tipo de perturbaciones de Viento, Bilis y Flema.

El agua fresca bebida fría o rociada sobre el cuerpo es buena para curar:

- Desmayos.
- Fatiga física.
- Resaca.
- Vértigos.
- Alcoholismo.
- Sed insaciable.
- Hipertermia.
- Serias enfermedades de la Bilis que dañan la sangre.
- Envenenamiento por comida.

El agua hervida es muy beneficiosa porque:

- Desarrolla el calor digestivo.
- Facilita la digestión.
- Detiene el hipo.
- Elimina la flatulencia debida a perturbaciones de Flema.
- Alivia los problemas respiratorios.
- Bloquea de inmediato la gripe recién contraída y el resfriado común.

El agua hervida tomada fría:

* No agrava las perturbaciones de Flema.
* Es un excelente remedio para las perturbaciones de Bilis.

Sin embargo, el agua hervida, pasadas más de veinticuatro horas, se vuelve venenosa y ocasiona todo tipo de enfermedades y, por lo tanto, no debe beberse.

Las bebidas fermentadas son de sabor dulce, ácido o amargo y en el tracto digestivo adquieren un sabor ácido. Estas bebidas tienen cualidades agudas, toscas y sutiles, y son ligeramente laxantes.

Las bebidas fermentadas tienen las siguientes buenas cualidades: hacen que el calor corporal arda, infunden coraje, favorecen el sueño y curan las perturbaciones combinadas de Flema y Viento. Sin embargo, tomadas en exceso, las bebidas fermentadas alteran el estado mental, inducen la pérdida de la vergüenza, la pérdida de escrúpulos y la pérdida del miedo y, por lo tanto, deben consumirse con cuidado. Las bebidas fermentadas frescas tienen una cualidad pesada y delicada y, por lo tanto, incrementan el calor digestivo y son fáciles de digerir.

Las bebidas fermentadas maduradas tienen una cualidad ligera. Las bebidas fermentadas preparadas con trigo tienen una cualidad pesada, mientras que las preparadas con arroz son más ligeras y las preparadas con cebada más ligeras aún. También son ligeras las bebidas alcohólicas hechas de una cepa de cebada grande pilada, y de *seda*, un cereal similar a la avena, o de cebada tostada.

Las comidas apropiadas y las horas de comer

Respecto a las diversas comidas y bebidas de uso diario, en general durante la segunda parte del verano (es decir, durante la estación de lluvias) y en el invierno, debemos comer alimentos dulces, ácidos, astringentes y caloríficos. En primavera debemos comer alimentos salados, amargos, picantes y ásperos. Durante el comienzo del verano debemos comer alimentos de sabor dulce y de cualidad fresca, y en el otoño los que son dulces y astringentes y de cualidad fresca.

En lo que respecta a la programación de las comidas diarias, sobre la base de los hábitos y costumbres del país en el que se vive, debemos tomar nuestras comidas, sin importar el número de ellas, en horas específicas, sobre todo el desayuno por la mañana, el almuerzo al mediodía y la cena por la noche. Más aún, debemos acostumbrarnos a no tomar la cena muy tarde por la noche y evitar en ella las comidas difíciles de digerir, así como a no comer alimentos ácidos como el yogur tarde por la noche. Consumir nuestras comidas diarias a horas regulares nos permitirá siempre vivir con buena salud.

Comer la cantidad correcta

No importa qué comamos y bebamos, debemos siempre hacerlo en la cantidad correcta. Esto es muy importante para
mantener nuestro cuerpo con buena salud. Es decir: debemos
determinar la cantidad correcta en relación con el grado de
cualidad, ligera o pesada, de la comida. Si la comida es ligera
podemos comer hasta sentir que nuestro estómago está lleno.
Si la comida es pesada, debemos comer una cantidad que lle-
ne la mitad de nuestro estómago. Comer de este modo tiene
la gran ventaja de facilitar la digestión de cualquier tipo de
comida, de favorecer nuestro bienestar físico y de incrementar
nuestro calor digestivo. Si no asimilamos la cantidad correcta
y nuestra ingesta de comida es muy poca, no sólo no mejora-
remos la fuerza y el brillo de nuestro cuerpo, sino que surgirán
todo tipo de perturbaciones de Viento.

Si nos excedemos de la cantidad correcta, no digeriremos
todo lo que comemos y los canales del Viento que acompañan
al Fuego se obstruirán debido a la formación de mocos gástricos, el calor digestivo se deteriorará y surgirán todo tipo de
enfermedades de Viento, Bilis y Flema.

A fin de vivir siempre con buena salud debemos hacer lo que
prescriben claramente los textos médicos tibetanos: llenar dos
cuartos del estómago con comida, otro cuarto con bebidas, y
dejar vacío el último cuarto para el humor Viento. Beber agua
hasta la saciedad después de las comidas tiene grandes bene-

ficios: contribuye a disolver las comidas, facilita la digestión, nutre el cuerpo y desarrolla la fuerza. Si el calor digestivo es débil y la digestión difícil, beber bebidas fermentadas y comer carne es muy eficaz para aumentar el calor metabólico.

En caso de indigestión y flatulencia, beber agua hervida después de las comidas ayuda a eliminar los gases. La gente que quiere aumentar de peso, hombres o mujeres, deben beber bebidas fermentadas de buena calidad después de las comidas, mientras que quienes son gordos y quieren bajar de peso deben beber agua hervida con miel añadida después de las comidas. Inmediatamente después de comer yogur, comidas contaminadas con veneno, o miel, o de beber bebidas fermentadas (independientemente del hecho de que el consumo de estos alimentos pueda volverse o no una causa secundaria de una enfermedad), beber agua fría es efectivo para eliminar la molestia provocada por estas comidas y para impedir que el problema vuelva a aparecer en el futuro.

Aspectos del comportamiento correcto

Si el comportamiento diario del cuerpo, la voz y la mente es correcto, los humores y componentes orgánicos se mantendrán en un estado armonioso. Esta armonía puede garantizar la buena salud de nuestro cuerpo; y por esta razón, confiándonos plenamente en la presencia y la conciencia, nos entrenamos en la aplicación de los modos correctos de comportamiento que son la fuente de nuestro bienestar físico. Los textos fundamentales de medicina tibetana describen tres diferentes aspectos del comportamiento: diario, estacional y ocasional.

Comportamiento diario correcto

Todos nosotros vivimos en un ambiente social dado, sujeto a una gran variedad de condiciones transitorias. Este ambiente también está vinculado al tiempo y, por lo tanto, día a día su situación sufre todo tipo de variaciones. Podría suceder que nos viésemos obligados repetidamente a realizar cambios que en gran medida no se corresponden con los proyectos que tenemos en mente. Esto lo sabemos por experiencia propia. Dada esta situación, es importante que sepamos cómo adaptar correctamente el comportamiento de nuestras tres puertas a las diversas circunstancias, manteniendo la continuidad de la presencia y la conciencia. Por ejemplo, no es sabio viajar por lugares peligrosos o involucrarnos en actividades arriesgadas a menos que sea necesario. En particular, en la primera parte del verano, cuando la cualidad tosca predomina y las noches son más cortas que los días, el embriagarnos o debilitar nuestro organismo, dejarnos dominar por la tristeza, cansarnos o agotar nuestra energía, hablar excesivamente o dejarnos invadir por el miedo, nos dejará sin fuerza física e incrementará el humor

Viento. Tales comportamientos son especialmente dañinos para los ancianos. Quienes incurren en tales problemas deben dormir una siesta durante el día, ya que las cualidades densas y pesadas del sueño tendrán el efecto de reducir el Viento. En todos los demás casos, dormir incrementa el humor Flema, causa entumecimiento, ofusca la mente, provoca dolor de cabeza y letargo, y contribuye a la aparición de la gripe. Por lo tanto, evitar dormir durante el día es especialmente beneficioso.

Quienes duermen en exceso pueden tomar vomitivos, hacer ayunos y tener relaciones sexuales para que disminuya el deseo de dormir. Quienes duermen demasiado poco pueden favorecer el sueño ingiriendo leche tibia, yogur, bebidas alcohólicas, caldo de carne u otras comidas cálidas y nutritivas, así como frotándose aceite de sésamo u otros aceites en la cabeza o poniéndose gotas de aceite tibio en los oídos.

Cuando deseen tener relaciones sexuales, los hombres deben evitar las mujeres casadas, desagradables, embarazadas, demacradas o débiles, y las que estén menstruando. Las relaciones sexuales con mujeres desagradables, en un estado avanzado de embarazo o frágiles son peligrosas porque consumen la fuerza y el brillo físicos y también pueden dañar el curso de la vida. También deben abstenerse de tener relaciones sexuales con seres de un nacimiento distinto –es decir, con animales.

En el invierno, cuando el incremento del esperma es extremo y está rebosante debido al deseo sexual, los hombres no tienen restricciones, ni siquiera en el caso de relaciones sexuales frecuentes. En el otoño y en la primavera se recomienda tener relaciones sexuales en días alternos y en la primera y segunda parte del verano (entre mayo y agosto), dos veces al mes. Los textos médicos tibetanos explican que las relaciones sexuales indiscriminadas pueden convertirse en causa secundaria del deterioro de la vista y de las otras facultades sensoriales, de mareos y otros problemas, e incluso de la muerte prematura.

Aplicar regularmente aceites, masajeando y frotando el cuerpo, y en particular aplicarse aceite de vez en cuando en la cabeza, las plantas de los pies y los oídos, tiene grandes beneficios: retarda el envejecimiento, alivia la fatiga y cura todas las perturbaciones de Viento.

El masaje da una sensación de liviandad física, disminuye la gordura y, debido a que genera una buena condición física, aclara los sentidos, incrementa marcadamente el fuego metabólico, robustece el cuerpo e incrementa la capacidad funcional del cuerpo, la voz y la mente. Sin embargo, el masaje excesivo es inadecuado e inapropiado, en particular para los ancianos, los niños y para aquellos que sufren de perturbaciones de Viento o Bilis o de ambas. Con excepción de los ancianos y niños, cualquiera que sea robusto físicamente y acostumbrado a comer sobre todo comidas grasosas, y en particular quienes sufren de perturbaciones de Flema, deben dedicarse asiduamente a practicar ejercicios físicos durante las estaciones de invierno y primavera.

Los baños tienen el efecto de aumentar la potencia sexual, el vigor físico, la vitalidad, el brillo y, al mismo tiempo, eliminan el prurito, la sudoración, el olor corporal y la sed. Bañarse o lavar la parte inferior del cuerpo con agua caliente vigoriza el organismo, aunque lavar la cabeza con agua caliente tiene el defecto de debilitar el cabello y los ojos. Los baños deben evitarse en el caso de diarrea debida a fiebre, flatulencia, resfriado común, indigestión, afecciones de nariz u ojos, e inmediatamente después de las comidas. En suma, debemos asegurarnos de que toda actividad de las tres puertas (cuerpo, voz y mente) esté gobernada por la presencia y la conciencia.

Comportamiento estacional correcto

Para un comportamiento estacional correcto debemos saber que a comienzos del invierno (noviembre y diciembre), cuando los poros de la piel se cierran por el frío, el humor Viento enciende la energía del calor. En consecuencia, si comemos demasiado poco los constituyentes corporales se debilitarán: debemos comer adecuadamente y consumir una mayor cantidad de comidas dulces, ácidas y astringentes. En este período, en el que la noche es más larga que el día, sentimos más hambre y esto debilita los constituyentes corporales. Por lo tanto, debemos adoptar el siguiente comportamiento: frotar aceite de sésamo en el cuerpo, tomar caldo grasoso de carne, vestir pieles, siempre usar calzado que abrigue, aplicar compresas tibias, calentarnos moderadamente cerca del fuego o al sol y permanecer en lugares tibios.

En el invierno, el humor Flema se acumula internamente y en la primavera, debido al calor del sol, el calor metabólico disminuye ocasionando la aparición de afecciones de Flema. Por lo tanto, en la primavera debemos comer una mayor cantidad de comidas saladas, amargas y picantes. Podemos eliminar las perturbaciones de Flema comiendo cebada añeja, miel y carne de animales criados en áreas de clima seco, bebiendo agua hervida con jengibre y adoptando un comportamiento de naturaleza tosca (es decir, una actividad enérgica), permaneciendo a la sombra en jardines fragantes, y haciendo ejercicio físico y dejando luego que se nos seque el sudor.

A comienzos del verano (mayo y junio), el intenso calor del sol debilita nuestro organismo. Por lo tanto, debemos comer una mayor cantidad de comidas dulces, ligeras, aceitosas y frías, absteniéndonos de ingerir comidas saladas, picantes y ácidas, así como de hacer ejercicios físicos y exponernos al sol. Debemos bañarnos en agua fría, beber agua de buena calidad, vestir ropas ligeras, perfumarnos con esencias y permanecer en casas frescas o reposar en una fresca brisa bajo árboles de sombra o cerca de la orilla de un río.

Durante la segunda parte del verano (julio y agosto), las nubes comienzan a cubrir el cielo y la lluvia empieza a empapar la tierra. La aparición del viento y de la sensación de frescor, la humedad de la tierra, el lodo y así sucesivamente, dañan el calor digestivo. Por consiguiente, en este período debemos comer sobre todo comidas que produzcan calor digestivo, en particular, alimentos que sean dulces, ácidos, salados, ligeros, caloríficos y grasosos. Podemos tomar bebidas fermentadas hechas de cereales cultivados en zonas secas y no permanecer en lugares fríos como el tejado de una casa. En esta parte fresca del verano, los rayos del sol perturban el cuerpo de manera inmediata.

En el otoño, el humor Bilis que se ha acumulado durante la estación de lluvias provocará enfermedades de la Bilis. Por lo tanto, en el otoño, a fin de eliminar tales enfermedades, debemos comer comidas dulces, amargas y astringentes, perfumar nuestras ropas con alcanfor, sándalo y orquídea,[49] y permanecer en casas, parques y otros lugares inundados de fragancias refrescantes.

En suma, en la última parte del verano y en el invierno debemos tener una dieta y un comportamiento de cualidad calorífica. En la primavera debemos adoptar una dieta y comportamiento de cualidad tosca, y en la primera parte del verano y en el otoño, una dieta y un comportamiento de cualidad fresca. En particular, durante la segunda parte del verano debemos

---

49. La principal orquídea de los Himalaya, el *Dendrobium (u shi ra / pu shel tse)*; véase: *'Khrungs pde dri med shal gyi me long*, foto n.º 482, publicado por Mi rigs dpe skrung khang, Beijing, 1995.

tener una dieta basada sobre todo en comidas dulces, ácidas y saladas, y en primavera, basada mayormente en comidas amargas, picantes y astringentes. Durante la primera parte del verano, debemos seguir una dieta basada en comidas dulces, y en otoño, especialmente en comidas dulces, amargas y astringentes.

Comportamiento ocasional correcto

Diversos aspectos de nuestro comportamiento diario requieren particular atención. Por ejemplo: el abstenernos de comer cuando tenemos hambre puede convertirse en causa secundaria conducente al debilitamiento y colapso del organismo, así como ocasionar pérdida del apetito y mareos. De modo similar, abstenernos de beber cuando tenemos sed puede convertirse en causa secundaria que haga que aumente nuestra sed y se manifiesten mareos y problemas cardíacos.

- Suprimir las ganas de vomitar puede volverse una causa secundaria de la pérdida del apetito y a la aparición de dificultades respiratorias, anemia, erisipelas, erupciones de la piel, abscesos, lepra y problemas de los ojos.
- Suprimir las ganas de bostezar puede convertirse en causa secundaria de paresia facial, fracturas de mandíbula, y así sucesivamente.

- Suprimir las ganas de estornudar puede convertirse en causa secundaria de la disminución de la claridad de los sentidos y de la aparición de dolor de cabeza y de tortícolis.

- Suprimir los jadeos cuando se está cansado o exhausto puede convertirse en causa secundaria de la aparición de tumores y problemas cardíacos.

- Suprimir la necesidad de dormir puede convertirse en causa secundaria de un exceso de bostezos, de apatía, de una sensación de pesadez en la cabeza, del deterioro de la vista y de la indigestión.

- Suprimir la expectoración puede convertirse en causa secundaria del incremento de las mucosidades, las dificultades respiratorias, la pérdida de peso, el hipo, la pérdida del apetito y los problemas cardíacos.

- Suprimir las lágrimas puede convertirse en causa secundaria de mareos, secreción de líquidos de la nariz, pérdida de apetito y problemas cardíacos.

- Suprimir la descarga de heces puede convertirse en causa secundaria de la presencia de residuos impuros en la boca, dolores de cabeza, calambres en las piernas y resfriado común.

- Suprimir la emisión de gases intestinales puede convertirse en causa secundaria del endurecimiento de las heces, el estreñimiento, los dolores agudos debidos a tumores, la vista débil, la disminución del calor digestivo y los problemas cardíacos.

- Suprimir las ganas de orinar podría convertirse en causa secundaria de la formación de cálculos renales, el dolor en la uretra y los problemas genitales.
- Suprimir la eyaculación puede convertirse en causa secundaria que provoque dolor en el pene, retención de orina y proliferación de cálculos.

Por estas razones, a fin de crear las condiciones para vivir con buena salud, uno debe seguir una conducta correcta del cuerpo, la voz y la mente. Finalmente, un requisito indispensable para vivir saludablemente es la capacidad de discernir qué sabores y cualidades de la comida y bebida que consumimos diariamente son beneficiosos y cuáles pueden, en cambio, causar daño a nuestro organismo.

Las propiedades y cualidades de los sabores

Las principales causas secundarias que perturban nuestros humores y componentes orgánicos, o alteran la condición de los tres humores, surgen de las propiedades de los sabores y cualidades de la comida y bebida que consumimos diariamente y de las características de nuestro comportamiento. La habilidad de pacificar las perturbaciones del organismo y de vivir felizmente en una condición natural deriva del equilibrio de las propiedades de los sabores, de las cualidades y del comportamiento. Por lo tanto, en el transcurso de la vida debemos adquirir una sólida comprensión de la naturaleza de los seis diferentes sabores, las ocho diferentes cualidades y las diecisiete propiedades de las comidas y las sustancias medicinales, los cuales están estrechamente vinculados a nuestras necesidades vitales. Así pues, es importante saber cómo aplicar concretamente ese conocimiento en las condiciones de la vida diaria, es decir, en nuestro comportamiento y nuestra dieta, evitando que quede como mero conocimiento teórico para exhibir. Tal comprensión, cuando realmente se vuelve parte de nuestro ser, no sólo armoniza los humores y componentes orgánicos del cuerpo que poseemos en este momento, liberándolos de condiciones adversas, sino que también se convierte en un instrumento perfecto para postergar el momento de la muerte.

La naturaleza de los seis sabores

A nuestras comidas y bebidas habituales le son inherentes seis sabores:

- El azúcar, las melazas y similares, que poseen la naturaleza de los elementos Fuego y Agua, son dulces. Este sabor tiene la propiedad de curar las perturbaciones de Viento y Bilis y permanece dulce después de la digestión.

- Las bebidas fermentadas, el suero de leche y sustancias similares, que poseen la naturaleza de los elementos Tierra y Fuego, son ácidos. El sabor ácido tiene la propiedad de curar las perturbaciones de Flema y Viento y permanece ácido después de la digestión.

- Las granadas y comidas similares, que poseen la naturaleza de los elementos Tierra y Aire, son astringentes. El sabor astringente tiene la propiedad de curar las perturbaciones de Flema y Bilis, y después de la digestión este sabor se vuelve amargo.

- La sal de roca, la sal marina y similares, que poseen la naturaleza de los elementos Agua y Fuego, son saladas. El sabor salado tiene la propiedad de curar las perturbaciones de Viento, y después de la digestión este sabor se vuelve dulce.

- El diente de león, el café y sustancias similares, que poseen la naturaleza de los elementos Agua y Aire, son amargos. El sabor amargo tiene la propiedad de curar las perturbaciones de Flema y Bilis, y permanece amargo después de la digestión.

- El pimiento picante (chile) y comidas similares, que poseen la naturaleza de los elementos Fuego y Aire, son picantes. El sabor picante tiene la propiedad de curar las perturbaciones de Flema, y después de la digestión este sabor se vuelve ácido.

Elemento	Sabor	Cura el / los humor(es)	Sabor postdigestivo
Tierra + Agua	Dulce	Viento y Bilis	Dulce
Fuego + Tierra	Ácido	Flema y Aire	Ácido
Tierra + Aire	Astringente	Flema y Bilis	Amargo
Agua + Fuego	Salado	Aire	Dulce
Agua + Aire	Amargo	Flema y Bilis	Amargo
Fuego + Aire	Picante	Flema	Ácido

Las ocho cualidades

Ocho cualidades caracterizan la esencia de nuestras comidas y bebidas usuales:

- Las comidas saladas, astringentes y dulces tienen una cualidad pesada y, por lo tanto, son potentes remedios para las perturbaciones de Viento.
- Las comidas saladas, ácidas y dulces tienen una cualidad aceitosa y, por lo tanto, son potentes remedios para las perturbaciones de Viento, pero al mismo tiempo tienen el efecto indeseable de incrementar el humor Bilis.
- Las comidas amargas, astringentes y dulces tienen una cualidad fría y, por lo tanto, son potentes remedios para las perturbaciones de Bilis.
- Las comidas amargas, astringentes y dulces también tie-

nen una cualidad delicada y, por lo tanto, son potentes remedios para las perturbaciones de Bilis.

- Las comidas ácidas, picantes y amargas tienen cualidades ligeras y ásperas y, por lo tanto, son potentes remedios para las perturbaciones de Flema.
- Las comidas picantes, ácidas y saladas tienen cualidades caloríficas y agudas y, por lo tanto, son potentes remedios para las perturbaciones de la Flema, pero al mismo tiempo tienen el efecto indeseable de incrementar el humor Bilis.

Cualidad	Cura el humor	Defecto: incrementa el humor
Pesada	Viento	Ninguno
Aceitosa	Viento	Bilis
Fría	Bilis	Ninguno
Inerte	Bilis	Ninguno
Ligera	Flema	Ninguno
Áspera	Flema	Ninguno
Calorífica	Flema	Bilis
Aguda	Flema	Bilis

Las diecisiete propiedades curativas de las comidas

Diecisiete propiedades curativas son inherentes a la esencia de nuestras comidas y bebidas usuales:

1. La *Tinospora siniensis*[50] y la sopa de cebada tostada tienen una cualidad delicada y, por lo tanto, curan las perturbaciones de Viento causadas por la cualidad tosca.

2. Las melazas y comidas similares tienen una cualidad pesada y, por lo tanto, curan las perturbaciones de Viento causadas por la cualidad ligera.

3. El cordero y similares tienen una cualidad calorífica y, por lo tanto, curan las perturbaciones de Viento causadas por la cualidad fresca.

4. El aceite de semillas, la grasa del tuétano y cosas similares tienen una cualidad aceitosa y, por lo tanto, curan las perturbaciones de Viento causadas por las cualidades duras y sutiles.

5. La nuez moscada, el ajo y similares tienen una cualidad estable y, por lo tanto, curan las perturbaciones de Viento causadas por la cualidad móvil.

6. La sopa de cebada tostada, la harina, el agua fría, y cosas similares, tienen una cualidad fría y, por lo tanto, curan las perturbaciones de Bilis causadas por la cualidad aceitosa.

7. La amapola azul[51] y plantas similares tienen una cualidad inerte y, por lo tanto, curan las perturbaciones de Bilis causadas por la cualidad aguda.

---

50. En tibetano, *sle tres*. Nota de los traductores al español, la *Tinospora siniensis* pertenece a la familia *Menispermaceae*; su nombre en italiano es *minispermo* y en inglés es también *minispermo*.
51. En tibetano, *ut pa la*.

8. La genciana, el alcanfor[52] y similares tienen una cualidad fresca y, por lo tanto, curan las perturbaciones de Bilis causadas por la cualidad caliente.

9. La mantequilla fresca, el yogur, el suero de leche y cosas parecidas tienen una cualidad delicada y, por lo tanto, curan las perturbaciones de Bilis causadas por la cualidad ligera.

10. Los laxantes y similares tienen una cualidad líquida y, por lo tanto, curan las perturbaciones de Bilis causadas por la cualidad fétida.

11. Los remedios antidiarreicos, etcétera, tienen una cualidad seca y, por lo tanto, curan las perturbaciones de Flema causadas por las cualidades laxantes y húmedas.

12. Los guisantes, las lentejas y similares tienen una cualidad sutil y, por lo tanto, curan las perturbaciones de Flema causadas por la cualidad aceitosa.

13. La pimienta negra, el pimiento picante (chile)[53] y condimentos similares tienen una cualidad caliente y, por lo tanto, curan las perturbaciones de Flema causadas por la cualidad fría.

14. La pimienta de Sechuán, el agua hervida y similares tienen una cualidad ligera y, por lo tanto, curan las perturbaciones de Flema causadas por la cualidad pesada.

---

52. Genciana, en tib*etano, tig ta*; alcanfor, en tibetano, *ga bur*.
53. Pimienta negra, en tibetano, *na le sham*; pimiento picante o chile, en tibetano, *tsi tra ka*.

15. Las bebidas fermentadas de buena calidad, etcétera, tienen una cualidad aguda y, por lo tanto, curan las perturbaciones de Flema causadas por la cualidad inerte.

16. Las nueces, el pescado, el cerdo y cosas por el estilo tienen una cualidad tosca y, por lo tanto, curan las perturbaciones de Flema causadas por las cualidades delicadas y viscosas.

17. Los vomitivos y similares tienen una cualidad móvil y, por lo tanto, curan las perturbaciones de Flema causadas por la cualidad estable.

Las diecisiete cualidades de los alimentos y sustancias medicinales

Característica	Perturbación	Remedio para la cualidad	Ejemplo
Delicada	Viento	Tosco	*Tinospora Sinensis*
Pesada	Viento	Ligero	Melazas
Caliente	Viento	Frío	Aceite de semillas
Aceitosa	Viento	Duro y sutil	Cordero
Estable	Viento	Móvil	Nuez moscada y ajo
Fría	Bilis	Aceitosa	Sopa de harina de cebada tostada
Inerte	Bilis	Aguda	Amapola azul (*Meconopsis Betonicifolia*)

Característica	Perturbación	Remedio para la cualidad	Ejemplo
Fresca	Bilis	Caliente	Genciana y alcanfor
Delicada	Bilis	Ligera	Yogur y suero de leche
Líquida	Bilis	Fétido	Laxante
Seca	Bilis	Laxante y húmeda	Remedio contra la diarrea
Sutil	Flema	Aceitoso	Judías
Caliente	Flema	Fresco	Pimienta
Ligera	Flema	Pesado	Pimienta de Sechuán
Aguda	Flema	Inerte	Alcohol de buena calidad
Tosca	Flema	Delicada y viscosa	Nueces, pescado y cerdo
Móvil	Flema	Estable	Vomitivos

La continuidad de la presencia y la conciencia correctas

Tener una constante continuidad de presencia y conciencia en todo momento de la vida es el requisito más importante respecto al comportamiento de las tres puertas (cuerpo, voz y mente) y todos los factores que provocan un desequilibrio de los humores y componentes orgánicos –deficiencias, excesos y conflictos– con ellos conectados que se han discutido hasta ahora.

En general, el término tibetano *trenpa* se refiere simplemente a la reminiscencia de algo que, sin que se haya olvidado, no se tiene presente en el momento, y es traído a la mente por ciertas circunstancias. Del mismo modo, el término tibetano *shezhin* se refiere simplemente a la conciencia de algo que ya sabemos. Estos aspectos ciertamente son parte de la "presencia" y de la "conciencia", pero no representan el significado completo de la expresión "continuidad de presencia y conciencia" tal como aquí se expone.

El verdadero significado de "presencia" no es sólo la memoria de un asunto importante en cuanto objeto de la mente, sino más bien una presencia mental vívida que no nos deja olvidar, en circunstancia alguna, asuntos de fundamental importancia. Por ejemplo, tener presente de una manera vívida y constante que vivimos en el tiempo, sin olvidarse nunca de esto, puede proporcionar muchos beneficios, como la facilidad de adaptación a los cambios. Como todos los aspectos del mundo en el que vivimos están sujetos al tiempo, todo el mundo y sus habitantes espontáneamente revelarán a nuestra percepción su naturaleza transitoria. En consecuencia podemos evitar el desperdicio vano de nuestra breve vida.

Del mismo modo, la verdadera conciencia no es la que se limita a mantener en la mente algunos asuntos importantes, sino la que sabe con precisión lo que es positivo y negativo, y está siempre presente, vívidamente clara en la mente más allá de factores temporales o del juicio mental. Esta conciencia puede desarrollar una naturaleza que inmediatamente reconoce qué aceptar y qué evitar en cualquier circunstancia negativa, sin necesidad de entrar en un juicio mental de la situación.

Cualquier proyecto que se concibe a través del juicio mental está basado en diversos factores ligados a las circunstancias particulares del momento. Puesto que las circunstancias cambian, es difícil que tales proyectos correspondan siempre con los acontecimientos diarios –situación que, en el transcurso del tiempo, continuamente hace que modifiquemos nuestros planes–. Todos comprendemos claramente, por experiencia directa, que así son las cosas. Una continuidad estable de presencia y conciencia que no depende necesariamente del juicio mental nos proporcionará muchos beneficios: nuestros proyectos no serán obstaculizados por las circunstancias y seremos siempre capaces de modificar fácilmente nuestros planes y obtener sin dificultades lo que haga falta en las diversas situaciones.

La expresión "continuidad de la presencia y conciencia" se refiere a un estado de conocimiento permanente en el que la presencia y la conciencia son indivisibles en la mente de cualquier individuo, hombre o mujer, joven o viejo. No hace falta decir que cualquiera que ha entrado en el camino budista, en particular en la enseñanza dzogchén, y la ha puesto en práctica, debe poseer necesariamente una genuina y constante presencia y conciencia. En cualquier caso, la presencia y conciencia auténticas son exigencias muy importantes en la vida de todo ser humano, independientemente de la práctica del dzogchén. De hecho, además de experimentar el sufrimiento del nacimiento, la vejez, la enfermedad y la muerte, que son aspectos naturales de nuestra vida, continuamente le damos la espalda a la conciencia y, gobernados por las causas primarias del apego, la ira y la ignorancia, nos dedicamos sólo a actividades egoístas. Así, a través de causas secundarias temporales surge la situación miserable en la que hacemos infelices tanto a nosotros mismos como a los otros y nos vemos compelidos a padecer sufrimientos, incapaces de remediar nada.

En estos tiempos, la mayoría de la gente está lejos de mantener la continuidad de presencia y conciencia en su comportamiento de cuerpo, voz y mente. Estamos acostumbrados a considerar al ser humano como un simple agregado de carne y hueso, y al medio ambiente como un simple objeto que aparece ante nuestros sentidos individuales; en consecuencia, usamos la mayor parte de nuestra energía en satisfacer nuestras diversas necesidades materiales y consideramos que esto es suficiente. Esta situación está ante los ojos de todo el mundo. Por el contrario, los seres humanos deben considerarse como la totalidad de las "tres puertas". No es posible considerar sólo la puerta del cuerpo; de otro modo, no habría diferencia entre nosotros y esas imitaciones de ser humano que son los "robots" creados por la tecnología moderna.

El cuerpo humano comienza como un agregado de humores y componentes orgánicos basados en la energía de los elementos, mientras que la "puerta" de la voz, al no haber sido formada por los humores y componentes orgánicos, existe directamente sobre la base de la energía de los elementos. Cuando los elementos del cuerpo son perturbados por causas temporales nuestra condición se vuelve insana y tenemos experiencia directa de los sufrimientos de la enfermedad, y así sucesivamente. Una enfermedad o algún otro problema que depende sólo del cuerpo es una condición que puede ser percibida directamente por nuestros sentidos; en este caso es fácil comprender cómo puede resolverse el problema y encontrar el modo de resolverlo inmediatamente.

Sin embargo, si tenemos un problema conectado con la puerta de la voz, es decir, con la condición de los elementos o de la energía, o bien con la puerta de la mente, dicho problema tendrá una naturaleza tan difícil de percibir que no será fácil discernir cómo afrontarlo, y aún más difícil será hallar la manera apropiada de resolverlo.

Examinando las tres puertas de cuerpo, voz y mente, vemos que el cuerpo es un agregado de humores y componentes orgánicos y es el soporte físico de las otras dos puertas –la voz y la mente–, que dependen de aquél; las tres puertas de cuerpo, voz y mente existen en una relación de dependencia recíproca. En general, durante la vida humana pueden surgir problemas relacionados con la puerta del cuerpo, pero también pueden manifestarse problemas conectados con las puertas de la voz y de la mente. Puesto que el cuerpo es la base de las otras puertas, inicialmente debemos tratar de solucionar los problemas trabajando sobre la puerta del cuerpo. Ahora bien, es necesario comprender con claridad que pueden surgir diversos problemas que no son estrictamente físicos y que los problemas de la voz, así como los del cuerpo, están a su vez conectados con la puerta de la mente. Si carecemos de una sólida comprensión de este hecho, será difícil tener éxito en liberarnos de tales problemas, y a menudo la falta de esta comprensión hace que un problema insignificante se vuelva serio. Por estas razones necesitamos comprender en profundidad la naturaleza de las puertas de la voz y de la mente, de modo que podamos adquirir una conciencia estable y continua capaz de crear las condiciones necesarias para el bienestar de éstas. Poseer esta conciencia es extremadamente importante y necesario para cada uno de nosotros. Por ejemplo, quien sufre un problema mental necesita saber que el origen principal de esta condición es una perturbación del humor Viento. Para eliminar la perturbación es necesario, sobre todo, basarse en las técnicas del control de la respiración[54] que están vinculadas a la puerta de la voz y recurrir luego a la dieta, el comportamiento, la medicina y las terapias externas pertinentes. Éste es el modo de resolver una perturbación de Viento. Para asegurarnos de que nuestro control de la respiración es efectivo debemos entrenarnos en las posturas corporales y en los ejercicios del Yantra Yoga que están relacionados con la puerta del cuerpo. Por lo tanto, es

54. En sánscrito, *prāṇāyāma* (en tibetano, *rlung sbyor*).

necesario tener conciencia de que la eficacia del control de la respiración no depende sólo de la voz, sino que también está conectada con la puerta del cuerpo. Aplicar los diversos métodos de control de la respiración nos permite resolver temporalmente los problemas causados por los desequilibrios de este tipo de perturbación. Sin embargo, si no aplicamos estos métodos con regularidad resolveremos el problema una o dos veces, pero no tendremos garantía de que no vuelva a ocurrir. Vivimos en circunstancias siempre sujetas al tiempo y al medio ambiente y, aparte de esto, estamos tan amarrados con los grilletes del dualismo que nuestra vida está completamente condicionada. De ahí que siempre surjan circunstancias adversas leves o severas de las que continuamente surgen problemas vinculados con las perturbaciones de la energía de los elementos.

Si en verdad queremos liberarnos de este tipo de problemas, finalmente debemos comprender que la puerta de la mente está siempre dominada por el dualismo. Este dualismo es el fruto de un gran egoísmo que se manifiesta, por un lado, como fijación en y apego a nosotros mismos y, por otro lado, como odio y agresividad hacia otros. Al mismo tiempo, la puerta de la mente ignora completamente la auténtica naturaleza de su propia condición y, por lo tanto, nunca yace en ese estado. Puesto que la mente está dominada exclusivamente por el dualismo, experimentamos, muy a nuestro pesar, infinitos problemas e interminables enfermedades vinculados a nuestras tres puertas. Por lo tanto, debemos comprender apropiadamente esta situación y, sobre la base de este entendimiento, asegurarnos de guiarnos siempre y en todas las circunstancias por la conciencia.

La necesidad de disminuir el egoísmo

Todo ser humano quiere siempre ser feliz y evitar el sufrimiento. Cada día usamos una gran parte de nuestra energía para alcanzar este propósito. Sin embargo, no tenemos una comprensión correcta de cuáles son las causas primarias y secundarias de la felicidad y el sufrimiento. Así pues, además de no obtener las diversas formas de felicidad que comprensiblemente deseamos, siempre creamos sufrimiento y otros percances que en absoluto queremos. Tal como nosotros aspiramos a la felicidad, otros también la desean. Tal como nosotros buscamos protegernos del sufrimiento, otros también buscan refugio. Desde este punto de vista todos somos iguales, pero estamos tan fuertemente dominados por el apego debido a nuestro egoísmo que nos es difícil hasta reconocer que somos egoístas. Cuando somos infelices o tenemos algún problema, siempre buscamos a alguien a quien echarle la culpa. Incluso cuando nos hemos comportado erradamente tratamos por todos los medios posibles de probar nuestra inocencia con distintas excusas, acusando directa e indirectamente a quienes nos desagradan y hacemos todo lo que incrementa aún más nuestro egoísmo. Esta actitud es ciertamente el origen de todos nuestros conflictos, personales, de grupo, raciales, religiosos e internacionales. Un proverbio tradicional dice:

Para ver a los demás tenemos ojos
Pero para vernos a nosotros mismos necesitamos un espejo.

De acuerdo a esto, antes de acusar a otros debemos observar un poco nuestra propia actitud. De este modo, nuestro egoísmo obsesivo comenzará a distenderse y seremos capaces de respetar la dimensión de los demás y relacionarnos con mayor facilidad con quienes nos rodean. También entenderemos claramente que las tensiones debidas a la acumulación de un gran número de preocupaciones inútiles y ansiedades mayores o menores por asuntos a los que atribuimos una gran importancia son causadas por nosotros mismos. Así, el estrés se desvanecerá disolviéndose en su propia condición. Disminuir nuestro egoísmo tiene el mérito añadido de constituir una circunstancia perfecta para el nacimiento, en nosotros, del verdadero Bodhichitta,[55] el deseo genuino de actuar en beneficio de otros.

---

55. La bodhicitta (en tibetano, *byang chub sems*) es uno de los pilares del budismo Mahãyãna. Significa la intención de realizarse uno mismo para el beneficio de todos los seres vivientes.

La necesidad de liberarnos
de las preocupaciones

Tal como ansiamos y nos aferramos a todas las cosas bellas de este mundo, las cosas feas nos irritan y las rechazamos. Este dualismo hace nacer en nosotros diversos tipos de esperanzas, miedos y preocupaciones que son totalmente innecesarios aunque influyen mucho en nuestras vidas. Así pasamos nuestra vida, en condiciones que nos causan interminable infelicidad e infinito sufrimiento del cuerpo, la voz y la mente. Cuando estas dificultades se presentan, luchamos directamente contra ellas sin tomar en cuenta en lo más mínimo las causas primarias y secundarias que las produjeron. No hace falta decir que este modo de actuar no sirve para resolver los problemas; por el contrario, los incrementa, como si añadiéramos leña al fuego.

Cualquier problema que se manifiesta concretamente es el resultado de causas específicas previas, primarias y secundarias, que han sido condicionadas por el dualismo; así pues, no importa cuán furiosamente luchemos contra ese resultado concreto, no nos ayudará a liberarnos de ese problema. Por esta razón, permaneciendo siempre conscientes y con la firme certidumbre de que las causas primarias y secundarias en la base de todos los problemas residen en el poderoso dualismo enraizado en nuestra mente, debemos aplicar personalmente el método apropiado para eliminar el problema.

En tanto nuestra vida dependa de este cuerpo hecho de carne y hueso, ninguno de nosotros puede evitar los sufrimientos de la enfermedad, las perturbaciones de los cinco elementos y el surgimiento en la mente de emociones tales como la ansiedad y la ira. Sin embargo, si mantenemos una constante presencia y conciencia de la verdadera naturaleza de estos problemas, en lugar de estar dominados por las emociones seremos capaces de liberarnos de ellas sin dificultad, así como de desembarazarnos sin esfuerzo alguno de las grandes ansiedades que de ellas dimanan.

Esto corresponde exactamente con lo que ocurre, por ejemplo, en un sueño cuando experimentamos infelicidad y sufrimiento o estamos afligidos por un gran miedo. Las sensaciones de cuerpo, voz y mente que afrontamos en ese momento son idénticas a las que en verdad experimentamos durante el día. Sin embargo, si el sueño está gobernado por la conciencia y presencia, tan pronto como reconocemos que estamos soñando, la sensación de miedo se disuelve espontáneamente en su propia naturaleza, aunque las imágenes del sueño no cesen. No debemos pensar "¿qué tienen en común la vida y el estado de sueño? El sueño consiste en visiones ilusorias que se producen cuando dormimos, mientras que las visiones percibidas en nuestra vida humana son concretas; por lo tanto, ellas no son en absoluto iguales". En realidad, la condición de nuestra vida y la naturaleza de los sueños que acaecen mientras dormimos difieren sólo en su duración y no son fundamentalmente diferentes. Por esta precisa razón, a fin de que los practicantes en el Sendero puedan reconocer la naturaleza del sueño y puedan entender la condición de fundamental irrealidad de lo que se manifiesta también en la vida, surgió el sistema de entrenamiento en diversas prácticas del sueño durante la noche.

La naturaleza del sueño

Todas las formas posibles de sufrimiento, como las enfermedades, que sentimos durante nuestra vida y que están relacionadas con nuestro cuerpo material hecho de carne y hueso, se experimentan en este mismo cuerpo formado de elementos toscos. En el estado de sueño, los ojos y otros órganos de los sentidos del cuerpo material junto a las conciencias de los sentidos se repliegan hacia el interior y ya no experimentan sus objetos o ejecutan sus respectivas funciones: este estado se denomina "sueño". Después de un corto intervalo, mientras el cuerpo material sigue durmiendo, la conciencia mental sale de la inconsciencia y toma como soporte la conciencia visual y de las otras conciencias de los sentidos: esto se denomina el "cuerpo mental". Sobre la base de específicas circunstancias momentáneas ocurren diversas vicisitudes que dan origen a felicidad o sufrimiento: esto se denomina "sueños". Todas las sensaciones de felicidad o de sufrimiento que tenemos hasta el momento de despertarnos o hasta que reconocemos que estamos soñando, se manifiestan exactamente igual que aquellas que experimentamos durante el día.

El mundo del medio ambiente externo –que existe como una visión compartida con todos los seres humanos y los otros seres que también lo habitan– parece innegablemente real y concreto. Sin embargo, cuando al final nos alcance la muerte y nuestra realidad actual desaparezca, se hará claro que esta visión humana era exactamente como un sueño del que nos hemos despertado: no más que fugaces imágenes mentales imposibles de captar como cosas reales y concretas.

Si en todas las circunstancias de la vida entrenamos seriamente nuestra mente basándonos en la comprensión de este principio, seremos al menos capaces de disolver nuestros fuertes apegos y los interminables miedos, aprensiones y preocupaciones que de ellos se derivan. De este modo estaremos satisfechos y contentos de vivir en las circunstancias en las que nos hallamos y podremos ser capaces de vivir de una manera relajada.

La necesidad de estar contentos con nuestra suerte

Otro aspecto que definitivamente debe ser gobernado por la presencia y conciencia en cada día de nuestra vida es el "estar contentos con nuestra suerte". Para la mayoría de nosotros es difícil poseer la virtud de encontrarnos satisfechos. Por ejemplo, incluso si tenemos un estándar de vida que nos permite satisfacer nuestras necesidades inmediatas, tales como una casa en la que vivir, ropas, alimentos y otras necesidades primarias, no estamos satisfechos y deseamos tener el mismo estándar de vida que nuestros amigos u otras personas, o uno mejor que el de ellos. O no tenemos trabajo y tenemos dificultades para mantenernos. Debido a nuestra incapacidad de sentirnos satisfechos, si encontramos un trabajo cuyo salario es adecuado para solucionar nuestra precaria situación, pero nos parece que éste es inferior a nuestra cualificación, lo rechazamos y seguimos viviendo con dificultad, esperando encontrar un trabajo acorde con ella.

Otros aspectos de la insatisfacción son: envidia de nuestros superiores y, por lo tanto, descontento; orgullo respecto a nuestros inferiores y, por lo tanto, descontento; competitividad respecto a nuestros iguales y, por lo tanto, descontento; no aceptar la situación concreta en la que nos hallamos, considerándola inadecuada o insatisfactoria. En efecto, sobre la base de una precisa comprensión y aceptación de nuestra condición real, debemos entrenarnos correctamente en mantener la continuidad de la presencia y la conciencia también respecto a la necesidad de mejorar gradualmente, de acuerdo con nuestras circunstancias vitales, todas las cualidades que puedan ser mejoradas. Si nunca nos separamos de esta continuidad de la presencia y la conciencia, y cuidando que ninguna circunstancia de nuestra vida se aparte de ella, seremos capaces de resolver cualquier problema que surja, independientemente de lo importante que sea, o bien se resolverá espontáneamente por sí mismo.

Así pues, podemos comprender claramente que el cuerpo representa un soporte indispensable para la voz y la mente. Del mismo modo, las puertas de la voz y de la mente son el fundamento de todas las acciones y conductas de los individuos. En particular, debemos comprender la auténtica naturaleza de la puerta de la mente. Esta comprensión, una vez adquirida, debe mantenerse por medio de la continuidad de la presencia y la conciencia. Este principio es de extrema importancia para obtener el beneficio temporal de vivir con buena salud, pero ciertamente está relacionado también con la aspiración, que todo individuo acaricia en su corazón, de obtener la felicidad definitiva.

La naturaleza fundamental de la mente

Los grandes sabios del pasado distinguieron la condición de la puerta de la mente de su verdadera naturaleza o condición auténtica denominando "mente" (en tibetano: *sems*) a la primera y "esencia de la mente" (en tibetano: *sems nyid*) a la segunda. ¿Cuál es la diferencia fundamental entre la mente y su esencia? La mente siempre existe en el tiempo, mientras que la esencia de la mente está completamente más allá del tiempo. La mente tiene la naturaleza del pensamiento ilusorio, mientras que la esencia de la mente está totalmente más allá del juicio mental. La mente depende de las tres puertas, que son facultades relativas, mientras que la esencia de la mente no depende de ninguna facultad relativa. Estas son algunas de las diferencias importantes que distinguen la mente de su esencia.

Los maestros sagrados, poseedores de la enseñanza Ati Dzogpa Chenpo, definieron la naturaleza fundamental de la esencia de la mente con la expresión "potencialidad primordial autoperfecta". Esto significa que en el estado de todo ser sensible existe una infinita potencialidad primordial, una energía que es perfecta en sí misma. Sin embargo, entre los seres humanos, por no hablar de otro tipo de seres, quienes comprenden la naturaleza de la potencialidad, perfecta en sí misma, de la condición fundamental tal como es, son más raros que estrellas diurnas. A menos que surja en nuestra mente un profundo conocimiento de la "potencialidad primordial autoperfecta", que es nuestra condición fundamental, el simple hecho de tener esta potencialidad no sirve de nada.

La siguiente metáfora ilustra este punto. Una vez en un país vivía un mendigo quien, durante el día, solía ir al pueblo a pedir limosna y, durante la noche, como no tenía casa, dormía en una cueva al pie de una montaña usando como almohada una roca de forma oval. Después de muchos años en la miseria, el mendigo se hizo viejo y finalmente, asaltado por una enfermedad mortal, murió en la cueva, oprimido por el sufrimiento y sin ninguna asistencia. Frente a la montaña había una ermita en la que un sabio vivía en retiro. Cada mañana veía al mendigo abandonar su cueva para ir al pueblo y cada noche lo veía regresar a su cueva, pero un día no lo volvió a ver y se preguntó si el mendigo habría muerto. A través de su claridad, el sabio tuvo una visión instantánea y vio que el mendigo, aquejado de una enfermedad mortal, había muerto en la miseria. También vio que la roca oval que el mendigo había usado como almohada durante su vida estaba atestada de diamantes. Pero el mendigo no lo supo y, aunque siempre reposó su cabeza en esa roca, pasó su vida en la miseria, mendigando: no le sirvió de nada haber tenido por almohada una roca llena de diamantes.

La potencialidad primordial autoperfecta

Los textos antiguos que contienen la esencia de la enseñanza Ati Dzogpa Chenpo explican claramente la naturaleza de la potencialidad autoperfecta de la condición primordial de cada ser sensible. La condición del estado primordial de cada uno de nosotros se compara con la esencia vacía, la naturaleza clara y la potencialidad ininterrumpida de un espejo.

Las diversas formas que aparecen en un espejo son sólo imágenes reflejadas que no están presentes concretamente dentro del espejo. Esto se designa como la "esencia vacía". Aunque en el espejo no existe concretamente nada, en virtud de la interdependencia de la causa secundaria del reflejo, es decir, los objetos que se encuentran frente al espejo y la claridad del espejo mismo, la imagen reflejada, que es igual a la visión del objeto, se manifiesta instantáneamente. Esto se designa como "naturaleza clara".

Tan pronto como las diversas causas secundarias de los reflejos aparecen frente al espejo, cada imagen se manifiesta sin ninguna necesidad de preparación por parte del espejo, y puesto que el espejo tiene capacidad ilimitada de manifestar imágenes, cada imagen puede aparecer sin impedimento, y de hecho lo hace. Esto se denomina la "potencialidad ininterrumpida".

El verdadero sentido de la metáfora del espejo que ilustra nuestra potencialidad autoperfecta es que, aunque todos los fenómenos aparecen como reales y existentes, en su verdadera condición han sido desde el comienzo puros —es decir, vacíos— y no han poseído realidad alguna, como sucede con los reflejos en un espejo. Esta cualidad se designa como "esencia vacía".

Aunque nada existe concretamente, así como el reflejo de cualquier objeto que exista interdependientemente con un espejo puede manifestarse en éste sin impedimento, sobre la base de esa gran variedad universal de fenómenos interdependientes que son las causas secundarias, todas las manifestaciones ilusorias, más allá de los límites de la imaginación, tienen las cualidades de la autoperfección primordial y aparecen espontáneamente y sin esfuerzo. Esta cualidad se denomina "naturaleza clara".

La aparición de los diversos reflejos en un espejo no requiere preparación alguna y la forma del objeto se manifiesta inmediatamente tal como es; por lo tanto, esta naturaleza clara no depende de ninguna ocasión específica o factor de tiempo. Esta claridad tiene la capacidad de manifestarse continuamente en la forma precisa de los fenómenos interdependientes, y cualquier forma que aparezca no puede ser interrumpida por ninguna causa secundaria. Esta cualidad se denomina "potencialidad ininterrumpida".

Estas tres cualidades primordiales –esencia vacía, naturaleza clara y potencialidad ininterrumpida– generalmente se designan como las "tres sabidurías primordiales".[56] Estas sabidurías son comparables a la capacidad natural de un espejo: aunque en su modo de reflejar pueden distinguirse tres aspectos –pureza, claridad y limpidez–, en realidad no puede dividirse en tres naturalezas diferentes.

Pero ¿cómo surgen a partir de estas tres sabidurías primordiales las manifestaciones de la energía de la potencialidad autoperfecta? Nuestro cuerpo, compuesto de humores y componentes orgánicos, se forma inicialmente sobre la base del constituyente rojo de la madre que posee energía solar y vibra con el sonido natural de la A, y del constituyente blanco del padre que posee la energía lunar y vibra con el sonido natural del HAM. Estos dos constituyentes se juntan y, sobre la

---

56. En tibetano, *gzhi gnas kyi ye shes gsum.*

base del funcionamiento de las cinco luces que son las esencias puras de los cinco elementos, se desarrollan gradualmente, toman forma y maduran convirtiéndose en un cuerpo físico hecho de carne y hueso que representa el aspecto de los rayos de esa luz. Así pues, la naturaleza de la potencialidad de la base primordial puede representarse plenamente en términos de las tres potencialidades primordiales denominadas *sonido*, *luz* y *rayos*.

En general, entendemos que el sonido es audible y es producido por una fuente material, es decir, nos referimos a un objeto de la percepción que puede ser agradable, desagradable o neutral. En realidad, sin embargo, existen tres tipos de sonidos: externo, interno y secreto.

El sonido que oímos con nuestros oídos es el "externo". El sonido interno no puede ser percibido con los oídos, sino que debe ser descubierto a través de la vibración de los elementos. El sonido "secreto" no puede percibirse a través de la vibración de los elementos, sino que puede ser percibido sólo cuando hemos realizado el estado de Ati o Presencia Instantánea,[57] cuando se manifiesta como la energía primordial inherente a la naturaleza de la existencia.[58]

---

57. Nota de los traductores al español: Esta Presencia Instantánea se contrasta con la presencia dualista que consiste en recordar, pues está más allá del dualismo y el condicionamiento por la memoria: es lo que en tibetano se conoce como *rig pa*.
58. En tibetano, *chos nyid*.

Cuando el sonido se desarrolla volviéndose luz, el aspecto "naturaleza clara" surge como un objeto de la visión. Luego, manifestándose a través de la capacidad de las energías *rölpa* y *tsal*,[59] los cinco colores que son la naturaleza de los cinco elementos se desarrollan, convirtiéndose en rayos, y aparecen visiones puras e impuras basadas en la acción interdependiente de las causas secundarias presentes. La base de estas manifestaciones se denomina las "tres potencialidades primordiales".

¿Cómo descubrir en nosotros la naturaleza ilimitada de la potencialidad primordial autoperfecta? Esto depende exclusivamente de nuestra capacidad de entrar de manera desnuda y directa en el estado de Presencia Instantánea, evitando que ese conocimiento de nuestra auténtica condición no pase de ser un objeto de nuestro intelecto.

Presencia instantánea

Aquellos que estudian las extensas escrituras llamadas Sutras y Tantras –que son distintas formas de la Sublime Enseñanza– y que con dedicación ponen en práctica su contenido, lle-

---

59. Rölpa (*rol pa*) y Tsal (*rtsal*) son dos de los tres modos de manifestación de la Potencialidad (*thugs rje*) de nuestra condición primordial. El otro modo de su manifestación se denomina Dang (*gdangs*).

gan a conocer con certeza la naturaleza fundamental de todos los fenómenos mediante los diversos métodos correspondientes a sus respectivos sistemas.

Sin embargo, quienes están interesados en la enseñanza dzogchén y siguen su principio deben, antes que nada, entrenarse seriamente distinguiendo la mente de la "naturaleza de la mente" o Presencia Instantánea. Esta distinción es necesaria sobre todo para evitar el error y la desviación en los que incurren muchos practicantes de la vía, que consisten en confundir experiencias como las de vacuidad o claridad con nuestra verdadera naturaleza. Todas las experiencias relacionadas con las tres puertas y todas las sensaciones de placer y dolor están conectadas con la mente y están sujetas al tiempo; en consecuencia, quienes están dominados por la mente no sólo tienen sensaciones de placer y dolor, sino que cuando éstas aparecen las experimentan como lo haría una persona común. En cambio, aunque en la percepción de los practicantes que permanecen en la verdadera condición de la esencia de la mente las sensaciones de placer y dolor se manifiestan del mismo modo en que lo hacen en las personas ordinarias, en cuanto no están condicionados por la mente aquéllos no se ven constreñidos a seguirlas.

Quien está gobernado por la mente experimenta las sensaciones de placer y dolor tal como son y, por lo tanto, habita en la visión humana ordinaria. Quien tiene la comprensión intelectual de que nuestra visión kármica carece de realidad, pero aún no ha aprendido a distinguir entre la mente y la esencia de la mente es como alguien que contempla imágenes bellas o feas apareciendo en un espejo. Sabe que las imágenes que ve con sus ojos no son reales sino meros reflejos, pero sigue convencido de que los objetos que interactúan con el espejo (es decir, que están frente al espejo) realmente existen. Su comprensión intelectual no modifica en absoluto su modo de percibir las sensaciones de placer y dolor.

Quien distingue correctamente la mente de la esencia fundamental de la mente y habita en dicha esencia puede compararse con alguien que, en lugar de percibir el espejo como un objeto, es él mismo el espejo. Cualquier visión (o reflejo) que se manifieste en un espejo, no le produce a éste ni daño ni beneficio. Del mismo modo, quienes yacen en la esencia fundamental de la mente, aunque ven las diversas visiones que se manifiestan debido a causas secundarias momentáneas, no están gobernados por la mente. Debido a ello no caen bajo el dominio de las sensaciones de placer o dolor relacionadas con las visiones de la mente, aunque esas visiones (que son la energía natural de su claridad) sigan surgiendo sin interrupción. Cualquier cosa que aparezca, puesto que es sólo una cualidad de la autoperfección, espontáneamente se autolibera en la condición misma de la esencia de la mente.

Por estas razones, ahora que disfrutamos de buena salud, debemos seguir a un Maestro que tenga verdadera experiencia del dzogchén y, sobre la base de sus instrucciones, distinguiendo entre la mente y la esencia de la mente, podemos descubrir la esencia directamente en nuestro estado.

Algunos piensan, "incluso sin recurrir a un maestro podemos distinguir la mente de la esencia de la mente y descubrir esta última directamente en nuestro estado leyendo los diversos manuales de instrucciones disponibles y basándonos en nuestra capacidad analítica racional". Pensando de esta manera, y negándose a seguir a un Maestro, refuerzan su arrogancia y egoísmo. Estas personas deben descubrir claramente la naturaleza de su engreimiento, hacerse menos presumidas y centradas en sí mismas y seguir a un auténtico Maestro: éste es un punto de crucial importancia. De hecho, sólo en aquellos pocos individuos que tienen predisposiciones pasadas hacia la enseñanza y una fuerte conexión kármica previa con ella pueden tales predisposiciones despertar –las cuales no dependen ni de leer manuales de instrucciones ni de usar la capacidad intelectual analítica.

La naturaleza de la esencia de la mente trasciende cualquier objeto del juicio mental. Por esta razón, la mayor parte de los seres humanos, no importa cuán elevada sea su capacidad intelectual, no puede entender en absoluto el auténtico estado de la Presencia Instantánea o la esencia de la mente simplemente leyendo libros sobre el principio del dzogchén o confiando en el análisis basado en la lógica.

El principio de la total perfección primordial
o Ati Dzogpa Chenpo

Muchos están apegados a su particular tradición religiosa o a su propio entendimiento teórico y, en consecuencia, cuando tratan de aprender el principio del "Ati Dzogpa Chenpo", o dzogchén, tienen una fuerte sospecha de que esta enseñanza podría ser incompatible con su condición, o de que podría cambiarlos, convirtiéndolos en "seguidores" del sistema dzogchén. Sin embargo, es imperativo aprender correctamente el principio del dzogchén en cuanto esta enseñanza es un método extraordinario efectivo para descubrir y vivenciar de modo preciso la infinita potencialidad primordial de la autoperfección que ya está presente en cada uno de nosotros. Esto también sirve para hacernos conscientes de que ignoramos completamente nuestra verdadera condición tal cual es y de que estamos profundamente esclavizados por el dualismo de la esperanza y el miedo, por nuestras convicciones, prejuicios, y así sucesivamente, y, por lo tanto, nos permite liberarnos de la jaula del dualismo. Esto no significa en lo más mínimo que al dualismo que está tan profundamente enraizado en nosotros le añadamos una nueva jaula constituida por el sistema dzogchén, ni hay ninguna razón para abrigar tales sospechas.

El "Ati Dzogpa Chenpo" no es una tradición religiosa basada en limitaciones y sectarismos, ni un sistema filosófico construido por medio del análisis racional. En el pasado, individuos sectarios, apegados a su tradición, adoptaron el punto de vista del dzogchén afirmando que era la esencia de su propia tradición. Más aún, ciertos filósofos, adhiriéndose a teorías construidas por medio del análisis intelectual, han proclamado que el punto de vista del dzogchén era la esencia de su propia filosofía. Pero por medio de la percepción directa válida podemos entender que sus principios filosóficos y el punto de vista del dzogchén son radicalmente diferentes.

El dzogchén no es en absoluto el nombre de una religión sectaria ni de una tradición filosófica basada en las escrituras de una religión o en los textos de una filosofía; no es un templo o la sede de ninguna religión o filosofía. Debemos comprender que el dzogchén no es otra cosa que la potencialidad infinita de la autoperfección primordial, la auténtica condición presente en todos y cada uno de los seres sensibles.

Los antiguos maestros del Ati Dzogpa Chenpo, entre quienes el principal es Garab Dorje,[60] enseñaron a los seres afortunados como nosotros el método mediante el cual, basándose en la experiencia personal directa, descubrieron la potencialidad infinita de la autoperfección presente desde el comienzo, es decir, la verdadera condición. Este método supremo para descubrir la infinita potencialidad de cada individuo, basado en las

---

60. Garab Dorje (Prahevajra, dGa' rab rdo rje) fue el primer maestro y fuente de las enseñanzas dzogchén en nuestro mundo. Nació en el país de Oḍḍiyāna en el siglo II a. de C., alrededor de trescientos sesenta años después de la muerte del Buda Śākyamuni.

experiencias de dichos maestros, es la enseñanza denominada "Ati Dzogpa Chenpo" o dzogchén.

Para aprender el punto de vista del dzogchén no necesitamos aceptar, rechazar, ni cambiar nada. Independientemente de la religión o ideología con las que estemos familiarizados, el verdadero principio de la enseñanza dzogchén consiste en no estar jamás condicionados por los conceptos dualistas de nuestra mente y en perseverar en la aplicación de los métodos que nos permiten reconocer la auténtica condición de la esencia de la mente. En consecuencia, si aprendemos el principio del dzogchén, la sospecha de que esta enseñanza pudiera ser incompatible con nuestras circunstancias o de que podamos tener que cambiar nuestra condición o hacernos "seguidores" del dzogchén es infundada.

Otros podrán pensar, "comprendo la importancia de descubrir la naturaleza de mi condición primordial siguiendo las enseñanzas de un auténtico Maestro, pero puede suceder que otros me vean como un seguidor de una religión o una ideología basadas en una creencia". Y puede que muchos tengan esta duda. Nosotros, estudiantes de la enseñanza dzogchén, hemos comprendido que esta enseñanza no puede ser aceptada sobre la base de una creencia construida por la mente porque tal creencia siempre puede cambiar. Con esta base, por lo tanto, sería imposible entender el verdadero sentido de la enseñanza dzogchén.

El auténtico significado de la enseñanza dzogchén debe comprenderse a través de la experiencia directa, y quien desea aprender el principio de esta enseñanza debe antes que nada romper la jaula del dualismo y liberarse. Más aún, si, entrenándonos en la enseñanza Ati Dzogpa Chenpo, hemos hallado nuestra verdadera condición, no debemos dejar que ello nos encadene a dicha enseñanza. No hay nada malo en seguir una religión o un sistema basado en una creencia popular si las circunstancias lo requieren; en cambio, persistir en confinarnos a cualquier tipo de jaula cuando sabemos cuál es el punto esencial, no sólo entra en conflicto con nuestra auténtica condición, sino que puede convertirse en causa de muchos problemas y dificultades.

Aplicando la enseñanza dzogchén obtenemos una profunda confianza y fe en el Maestro y las Enseñanzas y un gran respeto hacia ellos. Estas cualidades surgen espontáneamente en nosotros sólo por medio de la experiencia directa, y no porque sean producidas o fabricadas intencionalmente por la mente. A través de nuestras propias experiencias personales podemos entender que estas cualidades nunca se convertirán en cadenas que nos aten a limitación o parcialidad alguna. La naturaleza de una experiencia directa no puede ser cambiada de ningún modo. Por lo tanto, podemos entender claramente que todos estos principios están inextricablemente unidos a la auténtica condición de cada uno de nosotros.

PARTE IV:

Muerte

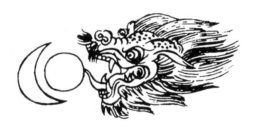

4. La naturaleza de la muerte

El final de la vida humana se caracteriza por tres certezas: la certeza de que un día moriremos, la certeza de que no se puede predecir el momento de la muerte, y la certeza de que las causas secundarias de la muerte son desconocidas.

La certeza de la muerte

Los seres humanos nacemos en este mundo, crecemos y nos hacemos adultos y al final de nuestra vida morimos. Esta es una realidad innegable válida para todo lo que existe. En el momento mismo del nacimiento también se instala la certeza de la muerte. Por ejemplo, cuando recibimos un bello ramo de encantadoras y fragantes flores nos sentimos muy complacidos, pero al mismo tiempo sabemos que después de pocos días las flores se marchitarán y serán desechadas.

Del mismo modo, después del nacimiento está la muerte, después de la unión, la separación, después de la acumulación

de algo, su agotamiento, y así sucesivamente. En suma, ninguno de quienes han nacido y viven en el dualismo del Samsara
trasciende esta naturaleza; por lo tanto, es superfluo decir que
un día la muerte vendrá para cada ser humano. Por ejemplo, un
día vamos a un buen hotel en el que nos alojamos confortable-
mente, pero después de algunos días debemos marcharnos e ir
a algún otro lugar. Del mismo modo, ahora estamos apegados a
este cuerpo que apreciamos, pero un día nuestra conciencia se
irá a otro lugar, dejando atrás nuestro cuerpo: esto es indudable. Aparte de los grandes maestros como Padmasambhava[61] y
Vimalamitra,[62] quienes en vida transfirieron su cuerpo material
a la naturaleza de la luz, obteniendo la "gran transferencia del
cuerpo arco iris",[63] quienquiera que nazca y viva en este mundo
con un cuerpo material, morirá. Incluso un ser grande como

61. Padmasambhava, popularmente conocido en el Tíbet como el Precioso
    Maestro (Guru Rinpoché), fue el protagonista principal de la introducción
    y difusión iniciales del budismo en el Tíbet durante el reinado del rey Tri
    Song Detsen (Khri srong lde btsan, 742-797). Padmasambhava fue el ins-
    pirador y fundador de la primera forma de budismo en el Tíbet, conocida
    ahora como escuela Ñingma (*rnying ma*) o Antigua.
62. Vimalamitra (siglo VIII) fue un discípulo de Śrī Siṁha. Es particularmente
    conocido por haber transmitido en el Tíbet muchas enseñanzas, codifica-
    das luego como el *Bi ma snying thig*, perteneciente a una de las tres series
    de la enseñanza dzogchén, las series de las Instrucciones Secretas (*Man
    ngag sde*).
63. La Gran Transferencia del Cuerpo Arco iris (*'ja' lus 'pho ba chen po*) es
    la realización en la que el cuerpo físico se transforma en un cuerpo de luz
    que puede aparecerle a quienes tengan la Capacidad donde y cuando sea
    necesario.

el Buda Śākyamuni claramente manifestó el paso al *nirvana*[64] y todos los famosos maestros realizados que han aparecido en este mundo manifestaron la muerte. También morirán un día, sin haber podido hacer nada al respecto, todos aquellos que poseen poder y riqueza, incluyendo los reyes poderosos que tienen soberanía sobre muchos países, ejércitos, etcétera. Por esto los maestros realizados han dicho: «en verdad nadie permanece en este mundo sin morirse». Debemos, definitivamente, tomar conciencia de que este hecho se corresponde completamente con nuestra condición real. Esto es de crucial importancia.

Incertidumbre con respecto al momento de la muerte

Aunque es cierto que al final de nuestra vida moriremos, no se sabe en absoluto cuándo ocurrirá. La mayoría de los seres humanos considera que la muerte ocurre cuando llega la vejez y, debido al agotamiento de la fuerza vital, el organismo encuentra dificultades para mantenerse vivo, como una lámpara de aceite a la que se le ha agotado el combustible, y en un

---

64. Paz perfecta (en sánscrito, *nirvāṇa*; en tibetano, *myang ngang las 'das pa*): aquí se usa en el sentido de *parinirvana*, que se refiere a la muerte de un Buda, la cual no es más que la disolución de su forma física temporal.

cierto punto el flujo de la respiración cesa. En efecto, muchos creen que la muerte llega sólo en ese momento. Es inútil decir que el carácter inevitable de la muerte en la vejez es parte de la naturaleza de la existencia; sin embargo, puesto que todos nosotros vivimos en relación con las circunstancias externas, no hay garantía de que la muerte acaezca sólo cuando seamos viejos. No sólo los ancianos mueren; muchos seres humanos fallecen cuando todavía están en el útero de su madre, muchos jóvenes sucumben a enfermedades o accidentes, y muchos otros mueren cuando son adultos debido a circunstancias desafortunadas de la vida. Por ejemplo, un otoño, cuando yo era niño, algunos miembros de mi familia invitaron a alrededor de diez jóvenes del área local para recoger heno en las montañas y yo fui con ellos. Por la tarde, los jóvenes juntaron el heno que habían cortado de las laderas y prepararon un lugar donde dormir. Esa noche, después de la cena, bebieron cerveza y se quedaron hasta tarde cantando, bailando y divirtiéndose. Finalmente todos nos fuimos alegremente a dormir sobre el heno. A la mañana siguiente, inmóvil, una chica joven seguía durmiendo tranquila sobre el heno. Después de un rato, los demás fueron a despertarla para desayunar y comenzar a trabajar, pero ella no se despertaba. Al observarla bien descubrieron que la chica estaba fría y muerta. Esa chica murió de repente, sin tener ninguna enfermedad previa u otro problema: yo mismo fui testigo de este evento. La gente joven puede pensar "soy joven, la muerte todavía está lejos", pero en lugar de ello debemos entrenarnos para mantener una conciencia constante de que el momento de la muerte no puede saberse.

Incertidumbre con respecto a las causas secundarias de la muerte

Los seres humanos contamos con que nuestra vida pasará a través de los sufrimientos del nacimiento, la vejez y la enfermedad, creyendo que la muerte sobrevendrá debido a alguna causa secundaria, como una enfermedad, pero en verdad las causas que llevan a la muerte son impredecibles. Nuestra vida es en realidad como una vela encendida al aire libre: el viento puede soplar inesperadamente desde cualquier dirección, arriba o abajo, y cuando sopla no hay garantía de que la vela no se apague en algún momento. Igualmente, nuestra vida está rodeada de innumerables causas secundarias relacionadas con las circunstancias de tiempo y lugar que pueden llevar a una muerte repentina. Por lo tanto, si no nos guiamos por la conciencia de las circunstancias en las que nos encontramos, con el paso de las horas, los días, las semanas, los meses y los años se hace muy difícil seguir viviendo.[65] Las causas que provocan la muerte son numerosas. Muchos

---

65. Vivir se hará cada vez más difícil si nos falta conciencia, pues ello hará que encontremos más obstáculos, enfermedades y peligros de muerte prematura.

mueren debido a un accidente mientras trabajan para vivir; otros, esclavos del apego y el odio, mueren en la guerra o en otros conflictos, mientras que otros mueren a causa de un comportamiento errado debido a un apego obsesivo. Algunos mueren oprimidos por el sufrimiento y algunos, desesperados por la condición en que viven, se suicidan. Lo más importante que hemos de comprender es que no sólo podemos morir de vejez o debido a una seria enfermedad: en el transcurso de nuestra vida nos tropezamos con muchas causas secundarias que pueden conducirnos a la muerte. Debemos asegurarnos de que la presencia y la conciencia continua de este hecho estén siempre vivas en nosotros.

El miedo a la muerte es inútil

El terror o el miedo a la muerte es un signo claro de que no hemos tomado conciencia de la naturaleza de la condición humana. Algunas personas ni siquiera quieren oír hablar de la muerte. Aunque escuchen o vean con sus propios ojos que otros mueren, y en particular que sus amigos y familiares gradualmente se van muriendo, se aferran porfiadamente a la idea de que la muerte nunca les afectará. Así viven engañándose a sí mismos tanto como pueden con la esperanza de que un día tendrán éxito en eludir la muerte. En verdad, nadie conoce modo alguno de eludir la muerte, y en consecuencia tales personas, al ser atacadas inesperadamente por una enfermedad mortal o tener un serio accidente, corren el riesgo de ser poseídas por un miedo agónico.

Desde el momento mismo del nacimiento, la muerte es una parte de nuestra condición natural, por lo que no tiene sentido sentir miedo o terror. Aceptando nuestra condición tal como es, necesitamos comprender cuál es la naturaleza del momento de la muerte y qué es lo que en verdad puede ayudarnos en ese momento. Limitarnos a saber esto no es suficiente; ahora que tenemos todas las condiciones favorables debemos hacer todo lo posible para que este conocimiento se vuelva concreto.

El momento de la muerte

Las tres fases constituidas por la muerte, el estadio intermedio entre la muerte y el renacimiento, y el renacimiento mismo, son similares a los tres estados del dormir, el soñar y el despertar. Cuando nos dormimos en la noche, en primer lugar los sentidos –la vista, el oído, el olfato, el gusto, el tacto y la mente– gradualmente se repliegan internamente, mientras que los objetos de los sentidos, tales como las formas bellas o feas, los sonidos agradables o desagradables, los olores buenos o malos, los sabores deliciosos o desagradables, las sensaciones táctiles suaves o ásperas y los objetos de la mente positivos o negativos se desvanecen del campo de la percepción. Como resultado de lo anterior, también las conciencias de los sentidos –visual, auditiva, olfativa, gustativa, táctil y mental– se repliegan internamente y nos dormimos.

Después de un intervalo de duración variable a partir del momento en que nos hemos dormido, las conciencias mentales se despiertan, mientras el cuerpo yace dormido, y, junto con la conciencia visual y el resto de las conciencias de los sentidos, se manifiestan como el "cuerpo mental" que experimenta el estado de sueño. En ese punto, todos los sueños malos, buenos o neutrales que se manifiestan sobre la base de diversos factores transitorios se denominan el "estado del sueño". Todas las visiones malas, buenas o neutras que experimentamos en este estado aparecen ante nosotros como existentes y reales, y por esta razón el cuerpo mental experimenta todas las sensaciones de felicidad y sufrimiento como en la realidad. Pero cuando nos despertamos del sueño y comienza la visión de otro día, entendemos claramente que todas las apariciones que se produjeron en el sueño eran irreales, con el resultado de que, tan pronto nos despertamos, las sensaciones de placer y dolor sentidas en el sueño se desvanecen por sí mismas. Sin embargo, nuestra conciencia visual junto a las otras conciencias de los sentidos, una vez que se han conectado de nuevo a nuestras visiones diarias, reanudan su funcionamiento continuo con el apoyo de sus respectivos órganos. Así pasa otro día, experimentando ininterrumpidamente las diversas sensaciones de felicidad y sufrimiento relacionadas con nuestra situación concreta.

Podemos comprender claramente que estos tres estados (dormir, soñar y estar despiertos) constituyen, en la verdadera condición de cada individuo, no sólo condiciones vagamente análogas a las tres fases de la muerte, estado intermedio y renacimiento, sino que están íntimamente relacionados con ellas. Sobre la base de estos aspectos fundamentales, el famoso *Libro tibetano de los muertos*[66] explica cuatro estados intermedios: el estado intermedio entre el nacimiento y la muerte, el estado intermedio del momento de la muerte, el estado intermedio de la verdadera condición, y el estado intermedio de la existencia.[67]

El estado intermedio entre el nacimiento y la muerte

La liberación durante el estado intermedio natural entre el nacimiento y la muerte puede lograrse mediante el método de instrucciones que elimina cualquier duda acerca de lo que hay

---

66. Éste es el título con el que se ha dado a conocer en Occidente el *Bar do thos grol* o "Liberación por medio de escuchar en el estado intermedio". Este texto es parte del *Zhi khro dgongs pa rang grol,* literalmente "Autoliberación en nuestra verdadera condición (por medio) de las deidades pacíficas y airadas", un ciclo de enseñanzas descubierto por Karma Lingpa (siglo XIV).

67. Cuatro estados intermedios (*bar do bzhi*): el estado intermedio entre el nacimiento y la muerte (*skye 'chi bar do*); el estado intermedio del momento de la muerte (*'chi kha'i bar do*); el estado intermedio de la verdadera condición (*chos nyid bar do*); el estado intermedio de la existencia (*srid pa'i bar do*).

que descubrir,[68] como en el caso de una golondrina entrando en su nido.

El período que comienza en el momento en que obtenemos este precioso cuerpo humano dotado de libertades y cualidades,[69] seguido del nacimiento y el transcurso de la vida que dura hasta el estado intermedio del momento de la muerte, se denomina "estado intermedio natural entre el nacimiento y la muerte". Este período, que incluye la infancia, la madurez y la vejez, ofrece también una oportunidad única de cumplir el propósito de la vida humana.

"Cumplir el propósito de la existencia humana" no significa simplemente la capacidad de procurarnos lo que satisface nuestras necesidades diarias, como comida, vestido, una casa y riqueza. La habilidad para satisfacer estas necesidades tem-

---

68. En tibetano, *gros thag thams cad bcad pa thi bya tshangs du 'jug pa lta bu 'i gdams ngag.*
69. Libertades y cualidades (*dal 'byor*): las ocho libertades y diez cualidades características de la preciosa vida humana. Las ocho libertades (*dal ba brgyad*) son: no haber nacido como un Ser de los Infiernos, como un Preta, como un Animal, como un Dios longevo, en una tierra bárbara, en una tierra dominada por puntos de vista erróneos, en un lugar en donde las sagradas enseñanzas de Buda no están presentes, con mente y facultades defectuosas. Las diez cualidades (*'byor ba bcu*) son: haber nacido como humano en una tierra donde están presentes las enseñanzas de Buda, haber nacido con todas las facultades, no estar dominado por puntos de vista erróneos, tener fe y devoción hacia las enseñanzas del Buda, no tener un karma contradictorio, haber nacido en un lugar en donde el Buda haya aparecido, haber nacido en un lugar en donde haya impartido la enseñanza, haber nacido en un lugar en donde su enseñanza aún esté presente, haber nacido en un lugar en donde ésta pueda seguirse, y haber nacido en un lugar en donde hayan maestros que guían en el camino a la liberación.

porales es la misma que poseen otros seres; no es suficiente con obtener las cualidades que caracterizan al afortunado nacimiento humano o las capacidades intelectuales relacionadas. Reconociendo que la posibilidad excepcional que nos ofrece la vida humana tiene un inmenso valor, expresado en la conocida definición de los humanos como seres capaces "de hablar y comprender", y sabiendo leer, escribir y expresarnos en un lenguaje, cada uno de nosotros debe esforzarse por cumplir en esta vida el propósito de la existencia humana. El modo de hacer esto puede ser revelado por la historia, que ilustra las circunstancias positivas y negativas en nuestro mundo desde la antigüedad hasta hoy; por las diversas tradiciones limitadas tales como las religiones o las filosofías que han existido desde la antigüedad hasta el momento presente; o por las claras explicaciones del dzogchén y de otras enseñanzas que trascienden todo límite. En consecuencià, debemos reeducar nuestras mentes, escuchando las instrucciones de un Maestro perfecto y estudiando los profundos *tantras* originales y las enseñanzas cruciales.[70]

---

70. En el dzogchén, la palabra "tantra" (*rgyud*) se refiere a las escrituras fundamentales que contienen las enseñanzas relacionadas con la base, la vía y el fruto. Las explicaciones de los métodos e instrucciones profundos que los grandes maestros del conocimiento (*rig 'dzin*) han "extraído" de los tantras se conocen como "enseñanzas cruciales" (*lung*), mientras que las instrucciones esotéricas (*mang ngag*) son indicadores esenciales que son el fruto de la experiencia contemplativa de practicantes expertos basadas en los tantras y enseñanzas cruciales.

Por medio de la meditación debemos ser capaces de experimentar directamente en nosotros el sentido último, a fin de superar cualquier resto de duda acerca del estado de la verdadera condición. La golondrina entra en su nido naturalmente y con confianza, sin la más mínima vacilación; del mismo modo, tras haber resuelto las incertidumbres acerca de las palabras y el significado de la enseñanza por medio de escuchar y reflexionar, debemos entrenarnos en la práctica de la enseñanza a fin de dispersar cualquier duda acerca de la verdadera condición que hemos descubierto.

Nuestra condición como seres humanos es completamente diferente de la de otros seres que viven en nuestro mundo. El elefante, por ejemplo, es un animal dotado de gran fuerza, pero aunque su fuerza es muy superior a la de un hombre, los humanos lo domestican y lo explotan. ¿Por qué? Porque aunque la fuerza física del elefante es mayor, su inteligencia no es comparable; aunque la fuerza física del hombre es menor que la de un elefante, las armas creadas por el ingenio humano pueden convertir en polvo un país entero. Esto puede entenderse claramente, ya que podemos verlo con nuestros propios ojos.

En el estado intermedio entre el nacimiento y la muerte tenemos todo lo que necesitamos a fin de realizar el conocimiento, pero nunca tendremos la ocasión de comprender la auténtica naturaleza de nuestra condición si no intentamos descubrirla y, en cambio, pasamos nuestra vida distraídos procurando lo necesario para nuestra subsistencia, como comida y vestido, y en actividades condicionadas por los conceptos dualistas de apego e ira. Más aún, el día en que tengamos que enfrentarnos a las experiencias del estado intermedio del momento de la muerte, inevitablemente tendremos que separarnos de nuestro apreciado cuerpo e irnos solos sin compañía, embargados por un terror ilimitado. Aunque es cierto, en particular, que durante el "estado intermedio de la condición verdadera" la realidad auténtica de nuestro estado primordial se manifestará clara y desnuda como sonido, luz y rayos,[71] también es cierto que si no hemos tenido ninguna experiencia de ese estado, no reconoceremos estas apariciones como nuestra energía primordial y nos darán miedo. Así pues, una vez más perderemos la conciencia y estaremos forzados a vagar, indefensos, en el "estado intermedio de la existencia". En consecuencia, ahora, mientras nos encontramos en este período del estado intermedio entre el nacimiento y la muerte, y estamos dotados de inteligencia, fuerza de voluntad y muchas otras cualidades naturales, no debemos desperdiciar esta extremadamente preciosa vida humana; al contrario, aplicando la conciencia a todas las acciones de las tres puertas podemos crear las condiciones para mejorar más y más.

En resumen, por medio de una estable continuidad de la presencia y conciencia de la necesidad de no desperdiciar este estado intermedio entre el nacimiento y la muerte, debemos hacernos capaces de distinguir, por medio de nuestra inteligencia

---

71. En tibetano, *sgra, 'od, zer.*

analítica, lo que es positivo de lo que es negativo. En el curso de esta vida presente no sólo debemos crear las condiciones que son de máxima importancia para nuestro futuro, sino que también debemos mejorar nuestra condición día a día. En concreto, lo más importante es que de veras tengamos éxito en conducirnos en forma tal como para que nuestra mente sea cada vez más feliz.

El estado intermedio del momento de la muerte

La liberación durante el "estado intermedio del momento de la muerte" puede conseguirse por medio del método de instrucciones que hace aparecer claramente lo que está oscuro, como una encantadora doncella que se mira al espejo.[72] Explicando esto, los textos del Ati Dzogpa Chenpo afirman que en el estado natural intermedio entre el nacimiento y la muerte, los practicantes, dotados de presencia y conciencia, deben comprender perfectamente las instrucciones basadas en las experiencias de los grandes maestros que se hallan en las enseñanzas especiales transmitidas por éstos a través de los siglos. Estas instrucciones nos permiten comprender que, en el estado intermedio del momento de la muerte y en el de

---

72. En tibetano, *mi gsal ba gsal 'debs pa sgeg mo me long la lta ba lta bu 'i gdams ngag.*

la verdadera condición, surgen diversas experiencias y visiones, y que todas las apariciones que ocurren en estos estados no son otra cosa que nuestras propias manifestaciones. Esto se asemeja a una "encantadora doncella" que, mirándose en el espejo, contempla vívidamente los rasgos de su rostro.

Entendido esto, en el punto del estado intermedio del momento de la muerte en el que se hace claro que debido a una enfermedad o a un accidente repentino los humores y componentes orgánicos del cuerpo se encuentran totalmente trastornados y el mal funcionamiento de los elementos ha puesto en peligro nuestra vida, necesitamos examinar los signos externos, internos y secretos de la muerte. Luego debemos tratar, por cualesquiera medios, de aplicar los métodos de "salvarnos de la muerte pagando un rescate":[73] externamente acumulando méritos; internamente por medio de los métodos interdependientes, y secretamente por medio del método de la práctica de larga vida.[74] Cuando la muerte se acerca y ha llegado el momento

73. Literalmente "engañando a la muerte" (en tibetano, *'chi ba bslu ba*): jerga con la que se alude a las prácticas de diversa naturaleza empleadas para prolongar la vida.

74. Externamente, acumulando méritos (en tibetano, *phyi tshogs gsog pa*), tales como hacer ofrendas materiales externas; internamente, por medio de los métodos interdependientes (*nang rten 'brel*) para restaurar o armonizar la energía de los elementos sobre la base del poder de las prácticas yóguicas que trabajan sobre los vientos y canales, y así sucesivamente; secretamente, por medio del método de la práctica de larga vida (*gsang ba tshe sgrub*) que incluye la contemplación y la repetición del mantra de una deidad como Tārā Blanca o Amitāyus, con el objeto de eliminar obstáculos.

de yacer en la cama por última vez, de vestir por última vez la ropa, de comer la última comida, beber la última agua, y consignar las últimas palabras en un testamento, se manifestarán los siguientes signos:

- Cuando la condición de nuestros canales sutiles y burdos manifiesta su aspecto puro, los ojos se opacan.
- Cuando la condición del elemento agua manifiesta su aspecto puro, la saliva y el moco se secan.
- Cuando la condición del elemento aire manifiesta su aspecto puro, la respiración se vuelve dificultosa y agitada.
- Cuando la condición del bazo manifiesta su aspecto puro, la lengua deja de moverse.
- Cuando la condición de los riñones manifiesta su aspecto puro, los oídos se adhieren a la cabeza.
- Cuando la condición del hígado manifiesta su aspecto puro, los labios no se cierran.
- Cuando la condición de los huesos manifiesta su aspecto puro, los dientes se ennegrecen.
- Cuando la condición de los pulmones manifiesta su aspecto puro, la nariz se hunde.
- Cuando la condición de los músculos manifiesta su aspecto puro, la mandíbula se afloja.
- Cuando la condición del vello corporal manifiesta su aspecto puro, las pestañas se erizan.

- Cuando la condición de la fuerza o viento vital[75] manifiesta su aspecto puro, se produce hipo.

Cuando todos los métodos de "salvarse pagando un rescate" se han agotado, cuando toda capacidad de moverse ha desaparecido y las funciones mentales –es decir, los pensamientos y la conciencia del pensamiento– cesan, es que estamos a punto de partir de la visión de esta vida y de nuestro apreciado cuerpo. En este punto, la disolución gradual de los elementos, que representa los signos más secretos de la muerte, se manifiesta:

- Cuando el aspecto burdo del elemento tierra se disuelve en su propia naturaleza sutil, la fuerza física se desvanece y es imposible que resurja, y la mente se oscurece. En este momento se siente un gran miedo acompañado por la impresión de estarse cayendo de un terrible precipicio, aun cuando la persona que está muriendo todavía está en la cama.
- Cuando el aspecto burdo del elemento agua se disuelve en su naturaleza sutil, la nariz y la boca descargan líquidos, la orina no puede retenerse, los ojos se van hacia atrás, los oídos ya no escuchan los sonidos, y la boca y la nariz se secan. En este momento se siente un gran miedo acompañado por la impresión de hundirse en aguas profundas.

---

75. En sánscrito, prāṇa.

- Cuando el aspecto burdo del elemento fuego se disuelve en su propia naturaleza sutil, el calor corporal se dispersa, comenzando por los brazos, las piernas y el entrecejo; la tez se opaca y la conciencia se hunde en la oscuridad. En este momento se siente un gran miedo acompañado por la impresión de que el cuerpo está siendo arrojado en un terrible foso de fuego.

- Cuando el aspecto burdo del elemento aire se disuelve en su propia naturaleza sutil, externamente la respiración se vuelve difícil y agitada, e internamente la conciencia se hace borrosa y la presencia desaparece. En ese momento se siente un gran miedo acompañado de la impresión de que el cuerpo es arrastrado por un espantoso huracán.

- Cuando el aspecto sutil del elemento aire se disuelve en la conciencia, la respiración externa cesa repentinamente. Debido a que los elementos blancos y rojos pierden sus funciones normales, las tres luces que preceden la manifestación de la claridad luminosa, conocidas como apariencia, desarrollo y logro o también como blancura, rojez y negrura,[76] se manifiestan una tras otra. En este

76. La apariencia o blancura (en tibetano, *snang ba o dkar lam*), el incremento o rojez (*mched pa o mar lam*) y el logro o negrura (*thob pa o nag lam*). Durante el momento de la muerte, estas luces preceden la manifestación total de la claridad luminosa (*'od gsal*) de nuestra condición. Están asociadas respectivamente con la caída de la esencia vital lunar desde la coronilla de la cabeza al corazón, con el ascenso de la esencia vital solar desde el ombligo hasta el corazón y con el encuentro de ambas en el corazón. En la secuen-

punto, la respiración interna todavía está presente en el cuerpo.

Si en vida la persona que está ahora en el estado intermedio del momento de la muerte estableció una conexión con la vía de la liberación y tuvo alguna experiencia de ella, un amigo experto debe introducir una caña de bambú o algo parecido dentro de la oreja del moribundo, en el oído derecho si se trata de un hombre o en el oído izquierdo si se trata de una mujer, y pronunciar las siguientes palabras:

«¡Escucha, hijo o hija del noble linaje! Ahora lo que se denomina muerte ha venido a ti. Esto le ocurre, no sólo a ti, sino a todos los seres sin excepción. No te apegues a las visiones kármicas de esta vida. Ahora tu visión se está manifestando como el "estado interme-dio de la verdadera condición", la energía natural de la sabiduría de la Presencia Instantánea. Ahora tu cuerpo y tu mente se han se-parado, y, por lo tanto, aparecerán todas las manifestaciones sutiles, límpidas, luminosas y claras –esferas de luz y formas (tales como las de las deidades pacíficas y airadas)– brillando como un espe-jismo de verano en una planicie: ellas son la visión de la verdadera condición pura. ¡No tengas miedo de estas visiones! Reconócelas como la energía natural de tu verdadera condición. Desde el interior

---

cia contraria, el acontecimiento de estas tres luces precede el renacimiento o la entrada a la existencia condicionada.

de esta luz, el sonido natural de la verdadera condición de la existencia resonará como el rugido de miles de truenos simultáneos. No tengas miedo. Reconócelo como el sonido natural de tu verdadera condición. Sólo posees lo que se conoce como el "cuerpo mental de huellas kármicas", no un cuerpo material hecho de carne y hueso, de modo que las manifestaciones del sonido, la luz y los rayos no pueden dañarte. Por lo tanto, reconócelas como tus propias visiones y toma conciencia de que te encuentras en el estado intermedio de la verdadera condición».

Es de la máxima importancia proporcionar al moribundo esta introducción a la muerte y repetírsela tres o más veces. Si en el momento de la muerte reconocemos el Mahāmudrā[77] de la realización total que es comparable a un inmaculado cielo de otoño, la luminosa claridad de la base[78] y la luminosa claridad de la vía se unirán como ríos que se funden en el océano o como una madre y un hijo que se encuentran y se reconocen mutuamente. Con esta certidumbre permaneceremos en este estado por un período indeterminado y con certeza alcanzaremos la liberación en el "gran ascenso sin obstrucciones",[79] sin pasar por el estado intermedio.

77. Mahāmudrā (en tibetano, *phyag rgya chen po*), aquí se refiere a la naturaleza última de la mente. Como se afirma en el texto, «la manifestación total de la luminosa claridad fundamental de nuestra condición».
78. Base (en tibetano, *gzhi*) se refiere a nuestra verdadera condición.
79. En tibetano, *yar gyi zang thal chen po*.

Es extremadamente importante para todos aquellos que durante su vida no tuvieron contacto con el sendero que conduce a la liberación, ni experiencia alguna de dicho sendero, que en el instante de iniciarse el estado intermedio del momento de la muerte, se les apliquen correctamente los siguientes métodos: que se les coloquen en la boca las sustancias que se usan para obtener la liberación por medio del saborear,[80] y luego, antes de que su respiración externa cese, un amigo experimentado les cante el inigualable y profundo Canto del Vajra,[81] o al menos las letras 'A A HA SHA SA MA, que son la esencia de los seis espacios de Samantabhadra,[82] de tal modo que pueda oírlas. Luego, es necesario colocar en su pecho el "círculo que lleva a la liberación por medio del contacto", con la inscripción volteada hacia el lado del moribundo.[83] Haciendo

80. Sustancias tales como píldoras y polvos, potenciados de maneras particulares, cuya ingestión conduce a la liberación (en tibetano, *myong grol*).
81. El Canto del Vajra (en tibetano, *rdo rje'i glu*) es un mantra perteneciente a los textos tántricos conocidos como *brtags grol*, muchos de los cuales forman parte de la serie de instrucciones secretas del dzogchén y se hallan en textos redescubiertos (*gter ma*). Escrito en la lengua de Oḍḍiyāna, el Canto del Vajra representa el estado de Samantabhadra y Samantabhadrī. Al cantarlo uno integra su condición relativa en el sonido de la canción, y entra en el estado de inseparabilidad de sonido y presencia instantánea.
82. La esencia de los Seis Espacios de Samantabhadra (en tibetano, *kun bzang glong drug gyi snying po*) es en este caso el nombre que designa las seis sílabas. Samantabhadra-Samantabhadrī es la iluminación primordial, que se representa en forma de un Buda azul cielo en unión con su consorte.
83. Una pieza circular de papel o de tela con mantras que han sido potenciados, y que cuando uno se la pone conduce a la liberación por medio del tacto (en tibetano, *btags grol gyi 'khor lo*). Véase la nota siguiente.

esto nos aseguramos de que en el futuro esa persona, en virtud de la energía de las seis liberaciones,[84] entrará en el sendero de liberación del Ati Dzogpa Chenpo y obtendrá la completa liberación del sufrimiento inherente al *samsara* y sus tres esferas de existencia.

Si durante la vida hemos practicado las instrucciones indispensables para el estado intermedio del momento de la muerte y experimentado algunos resultados, en ese momento debemos ser capaces de recordar los puntos esenciales. Mientras experimentamos y descubrimos concretamente la relación que une el cuerpo a los cinco elementos burdos, manteniendo la conciencia, no debemos permitir que nos dominen los pensamientos dualistas de la mente; debemos continuar en la Presencia Instantánea que revela nuestro estado natural o condición auténtica. Incluso quienes en vida fueron capaces de reconocer con exactitud el estado de Presencia Instantánea, al llegar a este estado intermedio no serán capaces de evitar la experiencia concreta de todas las sensaciones del momento de la muerte.[85]

---

84. Las seis liberaciones (en tibetano, *grol ba drug ldan*) son seis métodos que, por medio del contacto con los seis sentidos, permiten colocar en el receptor una causa para la futura liberación respecto a la existencia condicionada. Las seis liberaciones son: la liberación por medio del ver (*mthong grol*); la liberación por medio del oír (*thos grol*); la liberación por medio del oler (*dri grol*); la liberación por medio del saborear (*myong grol*); la liberación por medio del tocar o el vestir (*reg grol* o *brtags grol*), y la liberación por medio del recordar (*dran grol*).

85. Esto se refiere en particular a la relación entre los elementos y el cuerpo burdo compuesto de ellos. Aunque la disolución de los elementos y las ex-

Puesto que todas estas sensaciones existen sólo en relación con la mente, ellas se hallarán en el estado de Presencia Instantánea o de esencia de la mente, y así como los reflejos negativos no pueden dañar el espejo en el que aparecen, todas las experiencias de sufrimiento mental se disolverán naturalmente.

El estado intermedio de la verdadera condición

La liberación durante el "estado intermedio de la verdadera condición" puede obtenerse por el método de liberación mediante las instrucciones que infunden la certeza de que todo es nuestra propia manifestación, tal como un hijo salta al regazo de su madre.[86]

La "muerte" se define como el instante en el que los elementos externos o burdos se disuelven en los elementos internos o sutiles y la respiración externa cesa completamente. Para aquellos que en vida lograron entrar perfectamente en el sendero de la libertad absoluta y adquirieron alguna experiencia de ésta, hay instrucciones que dan la posibilidad de

---

periencias vinculadas con esto suceden de cualquier modo, la persona que está muriendo no es dominada por el terror y otras emociones porque el difunto reconoce su propia naturaleza ilusoria.

86. En tibetano, *rang snang la yid ches pa ma pang du bu 'jug pa lta bu'i gdams ngag.*

obtener la liberación en el estado intermedio de la verdadera condición como un "hijo salta al regazo de su madre". Estas instrucciones explican que las visiones que se obtienen por medio del desarrollo de nuestras experiencias,[87] que el maestro nos hace reconocer como nuestra propia manifestación, son comparables a un hijo; que las visiones que surgen en el momento de la muerte son comparables a una madre, y que en el instante en el que la sabiduría madre y la sabiduría hijo[88] se reconocen mutuamente, podemos obtener la liberación.

En ese momento, como un signo de que las funciones de la conciencia del difunto se han disuelto en el espacio, el cuerpo se vuelve materia inanimada como una roca y el aliento se desvanece en el aire. El estado de Pura Presencia[89] asciende como un resplandor[90] y simultáneamente las visiones materiales burdas

---

87. Apariciones visionarias ocasionadas por el desarrollo de nuestra experiencia (en tibetano, *nyams gong 'phel gyi snang ba*): la segunda de las Cuatro Visiones (*snang ba bzhi*) descritas en la enseñanza dzogchén y en particular en la práctica de Cruce Directo o Thögal (*thod rgal*), que emplea las visiones de la claridad. Las Cuatro Visiones son: la "verdadera condición manifiesta" (*chos nyid mngon sum*); el "desarrollo de experiencias y visiones" (*nyams gong 'phel*); la "completa maduración de la presencia instantánea" (*rig pa tshad phebs*), y el "agotamiento de los fenómenos" (*chos nyid zad pa*).
88. La sabiduría madre y la sabiduría hijo (en tibetano, *ye shes ma bu*) corresponden a la claridad luminosa madre y la claridad luminosa hijo (*'od gsal ma bu*). La primera se manifiesta en el estado intermedio de la verdadera condición, mientras que la segunda es la sabiduría introducida por el Maestro y con la que el discípulo debe familiarizarse.
89. Nota de los traductores al español: Se trata de la Presencia Instantánea.
90. Esto significa que la conciencia abandona el cuerpo. Para una persona común esto ocurre justo después de la muerte. La conciencia de un practicante permanecerá en meditación (en tibetano, *thugs dam)* por un período

y sutiles, así como los pensamientos, cesan repentinamente: esto se denomina el "estado intermedio de la verdadera condición". En efecto, el estado intermedio de la verdadera condición surge como una visión de la energía primaria[91] de la Presencia Instantánea. En esta fase, para quienes tienen experiencia de los puntos esenciales de la práctica, todas las apariciones se manifiestan completamente en la forma de luces de cinco colores: esto se denomina "el espacio que se disuelve en la luminosa claridad". Cuando la luminosa claridad se disuelve en el "estado de indivisibilidad",[92] el cuerpo se manifiesta como luz y todas las visiones surgen como formas infinitas de luz de las familias búdicas agrupadas en racimos de cinco. En cambio, quienes durante la vida no adquirieron familiaridad con la práctica sólo experimentarán un estado de oscuridad similar al desvanecimiento.

¿Cuál es la naturaleza de este estado intermedio? Es un estado que se asemeja al momento en que nos vamos a la cama y nos dormimos, cuando nuestros cinco o seis sentidos y sus

---

de tiempo no especificado, durante el cual su conciencia permanece en el cuerpo. Aquí el texto habla de presencia instantánea (*rig pa*) en vez de conciencia (*rnam shes*) porque las instrucciones están dirigidas a los practicantes.

91. La energía primaria (en tibetano, *gdangs*) es uno de los tres modos en el que se manifiesta la potencialidad *(thugs rje)* de la condición primordial. Los otros dos modos son tsal (*rtsal*) y rölpa (*rol pa*).

92. En este contexto, "unión" (en sánscrito, *yuganaddha*, en tibetano, *zung 'jug*) se refiere a la indivisibilidad de la pureza primordial (*ka dag*) y la autoperfección (*lhun grub*), que son los aspectos básicos de la verdadera condición.

conciencias se repliegan hacia adentro y todos los pensamientos
cesan repentinamente. Quienes están suficientemente familiarizados con el principio de la práctica, aplicando los métodos
especiales del camino, gracias a la conciencia y la presencia
duermen en el estado de la esencia auténtica de la mente.[93]
Aunque en este período la mente no produce pensamientos, el
flujo del reconocimiento de la Presencia Instantánea continúa.
Quienes tienen tal experiencia reconocen todos los sueños, sean
bellos o terribles, como nada más que sueños.

Por esta razón fundamental, los practicantes deben darle
mucha importancia a la práctica de la noche. Quien es capaz
de continuar en el flujo ininterrumpido de la Presencia Instantánea mientras duerme será capaz de mantener también el flujo
ininterrumpido de la Presencia Instantánea durante el estado
intermedio de la verdadera condición. Si en este estado tenemos
el flujo ininterrumpido de la Presencia Instantánea, reconoceremos "la visión de los racimos, que es la entrada", la "visión
de la sabiduría, que es la liberación", y la "visión de la autoperfección, que es la realización final". Estas visiones surgen una
tras otra como manifestaciones de nuestra propia naturaleza.
También reconoceremos como nuestro propio estado la potencialidad autoperfecta de la auténtica esencia de nuestra mente

---

93. Nota de los traductores al español: Gracias a la presencia y la conciencia
    se va más allá de éstas, manifestándose la Presencia Instantánea que con-
    trasta con ellas.

que consiste en sonido, luz y rayos, que en este momento se manifiestan desnudos, sin que los oscurezca la mente. Desde este momento estaremos totalmente libres de la cárcel del dualismo: esto se denomina "liberación directa", y también se lo conoce como "ver el propio rostro en las propias manifestaciones" –lo cual tiene el sentido de "liberación cierta sin obstáculos".

La visión de los grupos de Budas de las cinco familias que es la entrada[94]

El punto esencial que permite conocer el momento de la entrada es que existen dos fases: la "Presencia Instantánea que entra en la luz", y "la luz que entra en la Presencia Instantánea".

La Presencia Instantánea que entra en la luz

Por Presencia Instantánea que entra en la luz[95] se entiende que un rayo de luz sale de nuestro corazón, uniéndose con el corazón de cada Buda en los racimos de las cinco familias, y, manteniendo la mente estable,[96] al ver los racimos, reposamos en el estado de Samādhi[97] durante cinco días. Algunos creen que

94. En tibetano, *'jug pa tshom bu'i snang ba.*
95. En tibetano, *rig pa 'od la phar 'jug pa.*
96. "Mente que permanece estable" (en tibetano, *sems dzin*) aquí tiene el mismo significado de *thugs dam*, es decir, permanecer en meditación después de la muerte.
97. El término tibetano usado aquí es *bsam gtan.*

el término "días" se refiere al significado común de la palabra, pero muchos Maestros realizados han explicado que aquí el término se refiere a "días de contemplación", es decir, el arco de tiempo en el que somos capaces de reposar en el estado calmo de Samādhi durante el curso de nuestra vida:[98] esto es lo que se denomina "un día de contemplación".

La luz que entra en la Presencia Instantánea

La luz que entra en la Presencia Instantánea[99] significa que, tan pronto como descubrimos el estado natural de Presencia Instantánea, tenemos la visión de que del corazón de los racimos de Budas de las cinco familias se emiten haces de luz que penetran en nuestro corazón y de inmediato todas las visiones de los racimos se disuelven en nosotros. En este punto, con sólo recordar las instrucciones sobre el reconocimiento de nuestro estado, nos encontramos en esta dimensión de luz y así nos liberamos de las huellas kármicas relacionadas con el concepto de existencia concreta. Más aún, reconociendo el estado de Presencia Instantánea adquirimos clarividencia y, por consiguiente, en ese mismo instante obtenemos la certeza de la liberación irreversible.

---

98. Literalmente, el estado natural intermedio de la existencia (en tibetano, *rang bzhin skye gnas kyi bar do* o *skye 'chi bar do*).
99. En tibetano, *'od rig pa la tshur 'jug pa*.

La visión de la sabiduría que es la liberación[100]

El método de la liberación instantánea se denomina la "unión que se disuelve en sabiduría".[101] Si en el momento de la "entrada" no hemos alcanzado la certeza de la liberación, en ese momento un haz de luz blanca fluirá de nuestro corazón. Esta luz se expande y frente a nosotros aparece una franja de luz blanca luminosa que tiene en el centro una esfera blanca parecida a un espejo de cristal, adornado con esferas más pequeñas de los otros cuatro colores;[102] éste es el resplandor natural de la sabiduría cual espejo.[103] Sobre ella se manifiesta una

---

100. En tibetano, *grol ba ye shes kyi snang ba*.
101. En tibetano, *zung 'jug ye shes la thim pa*.
102. Adornada con cuatro esferas pequeñas de luces de cuatro colores (en tibetano, *kha dog bzhi'i thig chung gis rgyan pa*) colocadas en las cuatro direcciones dentro de la esfera más grande.
103. La sabiduría cual espejo (en tibetano, *me long lta bu'i ye shes*), junto a la sabiduría de la ecuanimidad (*mnyam nyid ye shes*), la sabiduría que discrimina (*so sor rtog pa' ye shes*), la sabiduría que todo lo logra (*bya grub ye shes*) y la sabiduría de la verdadera dimensión de la existencia (*chos dbyings kyi ye shes*) constituyen las cinco sabidurías que son la verdadera naturaleza de las cinco emociones. En su *Sems nyid ngal so'i 'grel pa shing rta chen po*, Longchenpa las define así: «la sabiduría de la verdadera dimensión de la existencia, Vairocana, es inmutable, más allá del dualismo de sujeto y objeto; siendo la total pacificación de la ilusión, como el cielo, está libre de todas las construcciones mentales. La sabiduría cual espejo, Akṣobhya, es la base desde la que la claridad y la vacuidad se manifiestan. Es la fuente suprema de toda sabiduría, la pacificación total de la conciencia que es la base de todo, desde la que las otras conciencias se desarrollan. Sirve como la base de las otras tres sabidurías; como la superficie de un espejo límpido, está libre de las máculas del dualismo. La sabiduría de la ecuanimidad, Ratnasambhava, representa la gran perfección

franja cuadrada de luz amarilla que tiene en el centro una esfera amarilla brillante semejante a un espejo de oro, adornada
con pequeñas esferas de los otros cuatro colores; esta esfera
es el resplandor natural de la sabiduría de la ecuanimidad.
Sobre ella se manifiesta una franja de rojo rubí que tiene en el
centro una esfera de luz roja brillante adornada con pequeñas
esferas de los otros cuatro colores; esta esfera es el resplandor
natural de la sabiduría discriminante. Sobre ella se manifiesta
una franja de luz azul celeste, como el cielo de otoño, que
tiene en su centro una esfera de luz azul brillante parecida a
un espejo de azurita fundida adornada con pequeñas esferas
de los otros cuatro colores; esta esfera es el resplandor natural de la sabiduría de la verdadera dimensión de la existencia.
Éstas se denominan "visiones de la unificación de las cuatro
sabidurías". Puesto que la energía de la manifestación de la
sabiduría que todo lo logra aún no se ha obtenido, la franja

---

en la igualdad de todo y en la igualdad de la existencia y la liberación. La
total pacificación del orgullo es el conocimiento de la ecuanimidad entre
uno mismo y los otros y de la indivisibilidad de la existencia y la liberación. La sabiduría que discrimina, Amitābha, es el conocimiento claro y
distinto de todas las cosas en la variedad de sus manifestaciones y en su
naturaleza última. La total pacificación de la ansiedad es el conocimiento
de la naturaleza esencialmente vacía de las cosas y de la relación entre
causa y efecto, la naturaleza de las múltiples manifestaciones relativas.
La sabiduría que todo lo logra, Amoghasiddhi, es maravillosa actividad
de iluminación, nunca obstaculizada en sus aspectos. La total pacificación
de los celos logra espontáneamente y sin impedimento las metas de otros
por medio del cuerpo, la voz y la mente». (Dodrupchen Edition, Gangtok,
Sikkim, vol. Kha, págs. 170-172.)

verde no aparece. Si en este instante recordamos los puntos esenciales de las instrucciones y reconocemos que la manifestación de estas visiones de sabiduría es nuestra propia condición, esto se denomina "el sendero internamente vacío de Vajrasattva",[104] y en ese estado adquirimos una certeza irreversible. En ese momento nos liberamos de los elementos, porque no estamos confinados al cuerpo físico; nos liberamos de las emociones, porque el estado de Presencia Instantánea carece de impurezas; y nos liberamos del dualismo de sujeto y objeto, porque la Presencia Instantánea no tiene ni un afuera ni un adentro.

La visión de la autoperfección que es la realización final[105]

Esta fase del sendero de la liberación final se denomina la "sabiduría que se disuelve en la preciosa autoperfección".[106] En el instante en que las visiones de las cuatro sabidurías se disuelven en nosotros, en cada dirección –arriba, abajo y en las direcciones cardinales e intermedias– se manifiesta una

---

104. En tibetano, *rdo rje sems dpa' khong gseng gi lam*. El "camino interiormente vacío de Vajrasattva" se llama así porque es como un tubo hueco sin fisuras.
105. En tibetano, *mthar phyin pa lhun grub kyi snang ba*.
106. En tibetano, *ye shes lhun grub rin po che la thim pa*.

dimensión esférica luminosa que en el centro es azul como
un cielo puro de otoño, y en sus márgenes está rodeada de
cinco círculos concéntricos de luces negras, blancas, rojas,
amarillas y verdes, transparentes e inmateriales tanto fuera
como dentro. Todo lo que percibimos aparecerá como esa dimensión esférica luminosa: esto se denomina la "visión de
la preciosa sabiduría autoperfecta" o la preciosa dimensión
secreta.[107]

En ese instante, los ocho modos de manifestación[108] surgen
simultáneamente. Esta dimensión tiene, en efecto, diversas
manifestaciones:

- Cuando esta dimensión se manifiesta como energía, sentimos hacia todos los seres de los tres reinos el amor que
  una madre siente hacia su único hijo.[109]
- Cuando esta dimensión se manifiesta como luz, sus rayos
  permean todos los mundos.
- Cuando esta dimensión se manifiesta como forma, todas
  las visiones aparecen como nuestra deidad Yidam.[110]

---

107. En tibetano, *lhun grub ye shes rin po che'i snang ba*, o bien *rin po che
gsang ba'i sbubs*.
108. Ocho modos de manifestación (en tibetano, *shar lugs brgyad*): ocho modos
diferentes en que la dimensión pura y la dimensión impura se manifiestan
como atributos de nuestro estado primordial.
109. Los tres reinos de la existencia (en tibetano, *khams gsum*): el reino del deseo, el reino de la forma, y el reino sin forma.
110. Yidam (*yi dam*): la deidad con la que tenemos especial conexión y que, por
lo tanto, se vuelve el foco de nuestra práctica tántrica.

- Cuando esta dimensión se manifiesta como sabiduría, todos los campos búdicos puros aparecen claramente ante
nuestros sentidos.

- Cuando esta dimensión se manifiesta como no dualidad,
permanecemos totalmente absortos en el estado de contemplación no conceptual.

- Cuando esta dimensión se manifiesta como libertad respecto a las limitaciones, descubrimos directamente la
verdadera condición.

- Cuando esta dimensión se manifiesta como la puerta del
impuro *samsara*, percibimos todos los fenómenos de las
visiones ilusorias como un sueño o una ilusión mágica.

- Cuando esta dimensión se manifiesta como la puerta de
la sabiduría pura, descubrimos el conocimiento especial
de la sabiduría de la calidad y de la cantidad.[111]

En este momento, las "instrucciones comparables a encontrarse
con alguien que ya conocemos" nos permiten tener confianza en
nuestras propias manifestaciones. Las "instrucciones comparables a un firme escalpelo de oro"[112] nos permiten reposar en el es-

---

111. "Conocimiento que es la sabiduría de la variedad y naturaleza última de
las cosas" (en tibetano, *ji lta ba ji snyed pa'i ye shes kyi mkhyen cha*) es
el conocimiento de los Realizados quienes entienden al mismo tiempo la
infinidad de las manifestaciones y su naturaleza vacía.

112. Escalpelo de oro (en tibetano, *gser gyi thur ma*). Un escalpelo usado en
cirugías del corazón que debe ser firme (*mi 'gyur*) a fin de no arriesgar la
vida de la persona que está siendo operada.

tado de contemplación no conceptual. Finalmente, las "instrucciones comparables a una flecha que no retorna, disparada por
un diestro arquero" nos permiten acceder directamente al estado en el que todo está unificado. Estas tres instrucciones esenciales deben recordarse en cada fase del estado intermedio de la
verdadera condición: éste es un punto de suprema importancia.

Cuando de este modo alcanzamos la certeza de la realización
final con respecto a la visión de la preciosa sabiduría de la autoperfección, se manifiestan todas sus cualidades naturales (como,
por ejemplo, la clarividencia). Cuando el sol aparece en el cielo,
brotan infinitos y resplandecientes rayos de luz; del mismo
modo, la sabiduría de la cualidad y de la cantidad se expande a
todos los mundos, y, por medio de la manifestación de los seis
Budas Nirmāṇakāya,[113] y así sucesivamente, surgen ininterrumpidamente beneficios para los seres de acuerdo a su condición.

En ese momento ocurren también los ocho modos de
disolución:[114]

---

113. Los seis Budas o Sabios (en tibetano, *thub pa drug*): los Budas dBang
po brgya byin, Thags bzang ris, Sha kya seng ge, Seng ge rab brtan, Kha
'bar de ba y Chos kyi rgyal po. Ellos se manifiestan en los seis reinos de
la existencia –respectivamente, el mundo de los Devas o Dioses (*lha*), el
de los Asuras o Semidioses (*lha ma yin*), el de los Humanos (*mi*), el de los
Animales (*dud 'gro*), el de los Pretas (*yid dwags*) y el de los condenados al
Infierno (*dmyal ba*)– a fin de liberar a los seres de estos reinos.
114. Ocho modos de disolución (en tibetano, *thim lugs brgyad*): esto se refiere
a la reabsorción, en nuestro estado primordial, de las dimensiones puras e
impuras que se manifestaron previamente como atributos de nuestro propio estado.

- Con la disolución de la energía en la energía la consideración de seres que han de ser guiados y de sus guías, es
decir, los Budas, se desvanece como los rayos del sol en
el ocaso.

- Con la disolución de la sabiduría en la sabiduría, el estado
de Presencia Instantánea se libera en la condición de la
base, como un niño salta al regazo de su madre.

- Con la disolución de la luz en la luz se manifiesta un estado sin divisiones, como un arco iris que se desvanece
en el cielo.

- Con la disolución de la forma en la forma, el conocimiento brilla internamente como la dimensión del juvenil
cuerpo jarrón.[115]

- Con la disolución de la no dualidad en la no dualidad, los
fenómenos de la existencia se funden con la dimensión
de la verdadera naturaleza de la existencia, como agua
en el agua.

- Con la disolución de la libertad respecto de las limitaciones
en la libertad respecto de las limitaciones, uno reposa en
la verdadera condición misma, que está libre de fijaciones
conceptuales, como el cielo disolviéndose en el espacio.

- Con la disolución de la puerta del impuro *samsara* en la
puerta de la sabiduría pura, el *samsara* y el *nirvana* se

---

115. El juvenil cuerpo jarrón (en tibetano, *bum sku / gzhon nu bum sku*) es nuestra condición primordial.

unen en una única esfera, como se rebobinan las cuerdas
de una tienda de campaña.

• Con la disolución de la puerta de la sabiduría pura en la
esencia de la condición de la base,[116] tomamos posesión
de la verdadera condición primordialmente pura, como un
león toma posesión de un glaciar. Esto se denomina "la
autoperfección que se disuelve en la pureza primordial"[117]
y es la realización final de la liberación en el estado primordial.

Todas las infinitas manifestaciones de las deidades pacíficas
y airadas que aparecen en el estado intermedio de la verdadera condición, descritas en el *Libro tibetano de los muertos,*
están relacionadas con el principio que se acaba de explicar.
Sin embargo, durante el estado intermedio no todos los seres o
todos los humanos tienen visiones de las divinidades pacíficas
y airadas, y así sucesivamente. En ese momento, la energía del
sonido, de la luz y de los rayos, que es nuestra potencialidad
autoperfecta, se le manifiesta en la forma de deidades pacíficas
y airadas sólo a quienes durante el estado intermedio entre el
nacimiento y la muerte siguieron a Maestros auténticos y tuvieron alguna experiencia de la vía, como, por ejemplo, la apa-

---

116. La esencia (*ngo bo*), junto con la naturaleza (*rang bzhin*) y la potencialidad
    (*thugs rje*), forman una trinidad que representa los tres atributos de la base
    primordial (*gzhi*) o las tres sabidurías presentadas como potencialidades.
117. En tibetano, *lhun grub ka dag la thim pa.*

rición clara de una divinidad según las enseñanzas del Mantra Secreto del tantrismo.[118] En ese instante, si reconocemos estas visiones como nuestra propia energía en vez de percibirlas como objetos externos, y si permanecemos en ese estado, las visiones mismas se convierten en un factor para la liberación total de la jaula del dualismo. Incluso si durante nuestra vida no hemos logrado obtener una experiencia significativa del sendero tal como la clara aparición de las deidades según la enseñanza tántrica, si en el estado intermedio de la verdadera condición somos capaces de mantener ininterrumpidamente la continuidad de la conciencia y de la Presencia Instantánea, no nos faltará nada de fundamental importancia.

El estado intermedio de la existencia

Para aquellos que se hallan en el "estado intermedio de la existencia" existen instrucciones por medio de las cuales la predisposición kármica puede ser dirigida hacia un renacimiento favorable, como cuando se restablece el flujo del agua en una tubería atascada.[119] El estado intermedio de la existencia es similar al estado del sueño. Cuando nos vamos a la cama,

---

118. Véase la nota 7.
119. En tibetano, *bag chags kyis mthsams sbyor ba yur ba rkang chad la wa 'dzugs pa lta bu'i gdams ngag.*

poco después de dormirnos nuestras conciencias de los sentidos se despiertan. Luego la conciencia mental, junto con las
otras conciencias de los sentidos, toma la forma de un cuerpo
mental y experimentamos, según las circunstancias, la mayor
variedad de visiones del sueño.

Del mismo modo, en el estado intermedio de la existencia,
la conciencia mental y las otras conciencias de los sentidos
del individuo, que habían permanecido inconscientes durante
alrededor de tres días contados desde el momento de la muerte,
se despiertan y la conciencia mental y las otras conciencias
de los sentidos surgen como un cuerpo mental. En este punto,
según las circunstancias, las visiones del estado intermedio de
la existencia se manifiestan progresivamente de la manera que
las caracteriza. Algunas veces empezamos a soñar tan pronto
como nos dormimos, pero otras veces ello ocurre sólo al cabo
de largo tiempo. De manera similar, la duración del estadio
intermedio de la verdadera condición no puede cuantificarse
con precisión, pero la opinión más común es que en la mayoría
de los casos el cuerpo mental se manifiesta tres días después
del momento de la muerte.

Los sueños se determinan por diversos factores. Los sueños debidos a poderosas causas secundarias están conectados
con huellas kármicas –un grave temor inesperado, un violento
ataque de furia o un evento que durante nuestra vida nos afec-
tó profundamente– y se manifiestan cuando estamos profundamente dormidos. Otros sueños, sobre todo conectados con

actividades o situaciones más recientes, se manifiestan cuando el sueño es liviano. De modo similar, en el estado intermedio de la existencia ya no tenemos un cuerpo de carne y hueso; sin embargo, casi siempre durante la primera semana que sigue a la muerte, debido a fuertes huellas kármicas de la vida humana que acaba de terminar, tenemos la impresión de que no estamos muertos y de que todavía vivimos en la visión humana. Igualmente sentimos apego o furia hacia quienes todavía están vivos y que según nosotros actúan de forma incorrecta. Esto nos ocasiona aún más sufrimiento. La falta de conciencia del difunto se vuelve una causa de ulteriores acumulaciones de acciones negativas por medio del apego, los celos, la avaricia, la ira y el odio.

En esta fase, en la casa del difunto, un amigo cercano, un maestro del Dharma o un practicante de la sagrada enseñanza debe leer lenta y claramente *El libro tibetano de los muertos* cuyo título original es *Bardo thödrol*[120] o *Liberación por medio de escuchar en el estado intermedio*. Este libro permite al difunto comprender que está muerto y que la muerte es el destino ineluctable que golpea a todo el mundo y que, por lo tanto, es inútil angustiarse y acumular *karma* por medio del apego y la

---

120. En general, si el difunto es un practicante es mejor leerle el *Bar do thos grol*. El *Zhi khro* o práctica de la "deidad pacífica y airada" se hace para ayudar a cualquiera. Con respecto al *Zhi khro dgongs pa rang grol*, literalmente "autoliberación en nuestra verdadera condición (por medio) de las deidades pacíficas y airadas", cfr. la nota 69.

ira. En particular, este libro, como un guía que le indica el camino a un viajero que desconoce la vía, introduce directamente las visiones del estado intermedio y sus significados. Más aún, si el difunto era tibetano o comprendía la lengua tibetana, entonces *La liberación por medio de la escucha en el estado intermedio* debe leerse en tibetano. Si el difunto hablaba inglés, ruso o alguna otra lengua, entonces el libro debe leerse en la lengua apropiada: este punto es de fundamental importancia. Esto se debe a que durante la primera semana del estado intermedio el difunto todavía posee poderosas huellas kármicas ligadas a la nacionalidad, lengua y otros aspectos de la cultura a la que pertenecía. Es de decisiva importancia saber cómo adaptarse al esquema mental del difunto.

En el estadio intermedio de la existencia tenemos un cuerpo similar al que tenemos en sueños, el cual posee diversas cualidades, como la clarividencia, y poderes milagrosos, como la capacidad de llegar prácticamente a todas partes sin obstrucciones y de ir instantáneamente a cualquier lugar que deseemos. Los seres que están en este estado tienen una mente siete veces más clara que antes; poseen todos los sentidos y pueden ser vistos por quienes poseen el "ojo divino".[121] Por esta razón, o bien se

---

121. El "ojo divino" (*lha'i mig*) es uno de los cinco tipos de percepción supranormal (*mngon shes lnga*). Ellos son: la habilidad de realizar milagros (*rdzu 'phrul gyi mngon shes*); el ojo divino (*lha'i mig gi mngon shes*); el oído divino (*lha'i rna ba'i mngon shes*); el recordar vidas pasadas (*sngon gnas rjes su dran pa'i mngon shes*), y el conocer la mente de otros (*gzhan gyi sems shes pa'i mngon shes*).

liberan ellos mismos recordando las enseñanzas que recibieron, o lo hacen con ayuda de otros, como cuando un Maestro dotado de conocimiento y experiencia convoca la conciencia de un difunto y le imparte instrucciones. En este momento, si en vida tuvimos confianza en el conocimiento de la verdadera condición a la que fuimos introducidos por un auténtico Maestro y tuvimos al menos un pequeño grado de experiencia, simplemente recordando las dimensiones puras de las manifestaciones de los Budas,[122] y en virtud del despertar de nuestras inclinaciones pasadas, tendremos la buena fortuna de renacer en la Tierra Pura del Gran Gozo, en la Gloriosa Tierra Pura, en la Tierra Pura de la Pagoda de la Flor de Loto o en la Tierra Pura de la Acción Completa y Perfecta.[123]

En general, el estado intermedio dura cuarenta y nueve días, es decir, el período desde la primera hasta la séptima semana después de la muerte. Al final de cada semana, desde la primera en adelante, ocurre lo que se denomina la "pequeña muerte", que consiste en el regreso del cuerpo mental del estado intermedio a una inconsciencia temporal –de la que, al cabo de un

---

122. Esta es una referencia a las "tierras puras" (*sprul pa'i zhing khams*), las moradas de los aspectos Nirmāṇakāya de los Iluminados.

123. La Tierra Pura del Este denominada "Gran Gozo" (*mngon par dga'ba*) del Buda Akṣobhya o Vajrasattva; la Tierra Pura del Sur denominada "Gloriosa" (*dpal dang ldan pa*) del Buda Ratnasambhava; la Tierra Pura del Oeste denominada "la Pagoda de la Flor de Loto" (*pad ma rtsegs pa*) del Buda Amitābha; la Tierra Pura del Norte denominada "de Completa y Perfecta Acción" (*las rab rdzogs pa*) del Buda Amoghasiddhi.

tiempo, resurge–. En cada una de estos resurgimientos sema-
nales debe leérsele al difunto la introducción a *La liberación
por medio de la escucha en el estado intermedio*.

En el curso de cada semana, las huellas kármicas de la vida
previa, humana o de otro tipo, se atenúan. Sin un cuerpo material la persona carece de sombra, no tiene obstáculos materiales,
puede realizar algunas acciones milagrosas, no depende ya de
los órganos de los sentidos y posee una "tosca" clarividencia.
Del mismo modo, se manifiestan diversos signos: los "seis signos impredecibles", los "cuatro enemigos aterradores", los "tres
abismos pavorosos"[124] y otros. En este momento, la mayoría
de los seres reconocen que están en el estado intermedio de la
existencia. Quienes no tienen conciencia de la naturaleza de la
vida humana y no comprendieron el significado de la introducción por medio de la *Liberación por medio de la escucha en el
estado intermedio* padecerán diversos sufrimientos, tales como
sentirse solos y abandonados en el estado intermedio, habiendo
dejado atrás la riqueza acumulada durante sus vidas así como
a sus parientes y amigos, sintiendo cada vez más odio cuando
entienden, gracias a la clarividencia tosca, los pensamientos de
amigos y parientes y de aquellos que los detestaron.

---

124. Los "seis signos impredecibles" (en tibetano, *ma nges pa'i rtags drug*): el
lugar de nuestra morada, compañeros, comida y bebida, subsistencia, comportamiento y eventos mentales. Los "cuatro enemigos aterradores" (*'jigs
pa'i dgra bzhi*): los cuatro elementos manifestados de manera aterradora.
Los "tres abismos pavorosos" (*ya nga ba'i g.yang sa*): los colores de los
tres venenos de la mente, que son apego, odio e ignorancia.

Todas las acciones acumuladas por medio de estas experiencias pueden convertirse en el elemento causal que determine las circunstancias del renacimiento. En cualquier caso, desde la cuarta semana en adelante, las huellas kármicas que determinan el renacimiento del difunto se hacen más fuertes y las visiones e impresiones conectadas con ellas se vuelven más intensas.

Por lo tanto, en esta fase es extremadamente importante no perder nunca la continuidad de la presencia y la conciencia y recordar los puntos esenciales introducidos en *La liberación por medio de la escucha en el estado intermedio*.

Si durante este período giramos hacia un camino de luz blanca y tenemos la impresión de entrar en un templo, una capilla, un jardín de flores o una pagoda hecha de gemas preciosas, o algo por el estilo, éste es un signo de renacimiento como Deva.

Si, girando hacia el camino de la luz verde oscuro de los celos, tenemos la impresión de atravesar una montaña escarpada o de entrar en un estrecho desfiladero o en una grieta sinuosa llena de espinas o de ver un círculo de fuego, éste es un signo de renacimiento como Asura.

Si, girando hacia el camino de la luz amarilla del apego, tenemos la impresión de entrar en un palacio o templo, éste es un signo de Renacimiento Humano.

Si, llevados por la luz marrón oscuro de la ignorancia, tenemos la impresión de entrar en una cueva, en una grieta entre rocas o montañas o en una larga fisura, éste es un signo de renacimiento como Animal.

Si, llevados por la luz roja de la avaricia, tenemos la impresión de arribar a una seca planicie carente de vegetación o de agua, éste es un signo de renacimiento como *preta*.

Si, guiados por la luz azul oscuro del odio, tenemos la impresión de entrar en un estrecho valle lleno de grandes peñascos, en el estrecho desfiladero por el que pasa un río donde estamos azotados por las aguas, o en una casa oscura o hecha de hierro, éste es un signo de renacimiento en los Infiernos.[125]

Si en esta fase un Maestro, convocando la conciencia del difunto, introduce la naturaleza del estado intermedio, esa persona puede tener la posibilidad de obtener la liberación. De otro modo, renaciendo como un ser humano, él o ella regresarán al mundo en una familia de practicantes del Dharma y gradualmente, después de encontrarse con la Sagrada Enseñanza, obtendrá la liberación.

125. Los reinos enumerados en la nota 113 (el de los Devas o Dioses [*lha*], el de los Asuras o semidioses [*lha ma yin*], el de los Humanos [*mi*], el de los Animales [*dud 'gro*], el de los Pretas [*yid dwags*] y el de los condenados en el Infierno [*dmyal ba*]) son las seis dimensiones de la existencia que se manifiestan en correspondencia con el predominio de las respectivas emociones negativas de orgullo, envidia, apego, estupidez, avaricia y odio.

Que este libro, fuente de méritos,
ayude a todos los seres que vagan en el océano de la existencia
a descubrir el estado de Ati Dzogpa Chenpo
y obtener la dimensión eterna
del Victorioso Samantabhadra.

Yo, Chögyal Namkhai Norbu escribí un libro titulado Nascere e vivere *(publicado en inglés como* On Birth and Life*) con ocasión del Congreso Internacional de Medicina Tibetana celebrado en Italia en 1983. Más adelante, basándome en nuevas necesidades, revisé y alargué este libro en el decimoquinto día del décimo mes del año de la Serpiente de metal (30 de noviembre, 2001) en Tashigar Norte (Isla de Margarita, Venezuela), uno de los sitios de la Comunidad Dzogchén en Suramérica.*

¡Felicidad y Fortuna!

Índice de términos tibetanos

editorial **K**airós

Puede recibir información sobre nuestros
libros y colecciones o hacer comentarios
acerca de nuestras temáticas en

www.editorialkairos.com

Numancia, 117-121 • 08029 Barcelona • España
tel +34 934 949 490 • info@editorialkairos.com